2022 版

中国肿瘤防治之要

名誉主编 / 樊代明 王 瑛 支修益

主 编 / 田艳涛 赵 勇 刘 红

U0189346

中国科学技术出版社
·北 京·

图书在版编目（CIP）数据

中国肿瘤防治之要 / 田艳涛 , 赵勇 , 刘红主编 . — 北京 : 中国科学技术
出版社 , 2023.1

ISBN 978–7–5046–9865–0

Ⅰ . ①中… Ⅱ . ①田… ②赵… ③刘… Ⅲ . ①肿瘤－防治 Ⅳ . ① R73

中国版本图书馆 CIP 数据核字 (2022) 第 203352 号

策划编辑	靳　婷　宗俊琳	
责任编辑	靳　婷	
装帧设计	佳木水轩	
责任印制	徐　飞	

出　　版	中国科学技术出版社	
发　　行	中国科学技术出版社有限公司发行部	
地　　址	北京市海淀区中关村南大街 16 号	
邮　　编	100081	
发行电话	010-62173865	
传　　真	010-62179148	
网　　址	http://www.cspbooks.com.cn	

开　　本	880mm×1230mm　1/32	
字　　数	72 千字	
印　　张	5.25	
版　　次	2023 年 1 月第 1 版	
印　　次	2023 年 1 月第 1 次印刷	
印　　刷	运河（唐山）印务有限公司	
书　　号	ISBN 978–7–5046–9865–0/R・2963	
定　　价	38.00 元	

编著者名单

名誉主编　樊代明　王　瑛　支修益

主　　编　田艳涛　赵　勇　刘　红

常务副主编　徐　泉　吴　琼

副主编　陆　舜　任国胜　张　力

　　　　张晓东　王　鑫　陈小兵

　　　　李　静　孙晓光　尧小兵

编　者（以姓氏笔画为序）

　　　　王　劲　天津医科大学肿瘤医院

　　　　王　鑫　中国医学科学院肿瘤医院

　　　　支修益　首都医科大学宣武医院

　　　　尹　烨　华大集团

　　　　龙　江　上海市第一人民医院

　　　　叶哲伟　华中科技大学同济医学院附属协和医院

　　　　田艳涛　中国医学科学院肿瘤医院

　　　　尧小兵　北京光大东方医学研究院

　　　　师建国　空军军医大学肿瘤研究所

任国胜　重庆医科大学附属第一医院

庄　翔　四川省肿瘤医院

刘　红　天津医科大学肿瘤医院

刘均娥　首都医科大学

刘俊田　天津医科大学肿瘤医院

刘胜春　重庆医科大学第一附属医院

孙安龙　重庆市肿瘤医院

孙晓光　博鳌肿瘤创新研究院

李　明　北京大学肿瘤医院

李　静　乐问医学

李文斌　首都医科大学附属北京天坛医院

李苏宜　中国科学技术大学附属第一医院

李秀琴　中国医科大学附属盛京医院

李治中　深圳拾玉儿童公益基金会

杨志平　上海明品整合医学研究院

杨明璐　百度健康

吴　琼　中国抗癌协会科普专委会

吴世凯　解放军总医院第五医学中心

吴建中　江苏省肿瘤医院

何宏涛　河北医科大学第四医院

余红平　广西医科大学附属肿瘤医院

宋　勇　东部战区总医院

宋启斌　武汉大学人民医院

宋晓坤　天津医科大学肿瘤医院

张　力　中山大学肿瘤防治中心

张　俊　上海交通大学医学院附属瑞金医院

张　维　重庆大学附属肿瘤医院

张　斌　天津医科大学肿瘤医院

张兰军　中山大学肿瘤防治中心

张宏艳　解放军总医院第三医学中心

张晓东　北京大学肿瘤医院

张晓菊　河南省人民医院

陆　舜　上海市胸科医院

陈　鹏　天津医科大学肿瘤医院

陈万涛　上海市口腔医学研究所

陈小兵　河南省肿瘤医院

陈敏山　中山大学肿瘤防治中心

武爱文　北京大学肿瘤医院

赵　勇　天津医科大学肿瘤医院

秦　茵　北京市抗癌协会

耿　刚　内蒙古中医医院

徐　泉　中国医学科学院肿瘤医院

曹广文　第二军医大学

崔久嵬　吉林大学第一医院

笪宇蓉　天津医科大学

谢立平　浙江大学附属第一医院

翟瑞仁　潍坊阳光融和医院

缪中荣　首都医科大学附属北京天坛医院

学术秘书　胡海涛　邵欣欣　杨志平

插　　画　陈　晴

内容提要

从世界范围来看，癌症的发病率和死亡率呈逐年上升趋势。我国的癌症病种比较集中，主要有肺癌、乳腺癌、结直肠癌、胃癌、肝癌和食管癌等，占我国所有癌症发病的 6 成，死亡数占比近 80%。

整合医学，科普先行。在癌症日益威胁我国人民生命健康的背景下，在 2022 年第 28 届全国肿瘤防治宣传周上，中国抗癌协会肿瘤防治科普专业委员会主任委员田艳涛教授进行了 2022 年度《中国肿瘤防治之要》的解读分享，超千万观众观看，在全社会引起热烈反响。

为进一步传播肿瘤防治核心科普知识，普及科学防癌理念，中国抗癌协会组织院士、权威专家，聚焦前沿进展，围绕"防、筛、诊、治、康"五大核心，全面解读了 25 种肿瘤的防治核心科普知识点，以期更好地指导社会大众做好癌症早预防、早筛查、早诊治。

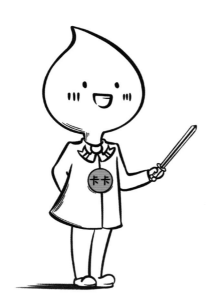

序

　　整合医学，科普先行。依托中国首部肿瘤整合诊治指南（CACA 指南），在战略上聚焦"防、筛、诊、治、康"五大要义，战术上强调"评、扶、控、护、生"五个要素，我们确定了"肿瘤防治核心知识发布制度"，每年组织肿瘤领域权威学者更新肿瘤防治核心科普知识，并于每年全国肿瘤防治宣传周暨全国抗癌日（4 月 15 日）上正式发布。"肿瘤防治核心知识发布制度"已成为中国抗癌协会践行社会责任、推动全民科学控癌、服务健康中国国家战略的抓手和亮点。

　　2022 年度"肿瘤防治核心知识发布"由中国抗癌协会科普专业委员会主任委员田艳涛教授牵头组织专家团队，对中国首部肿瘤整合诊治指南（CACA 指南）的瘤种篇和技术篇进行了详细解读，将肿瘤防治的关键环节转化为诸多要点并汇编成一部图文并茂、贴近百姓、通俗易懂的科普读物，并定名为《中国肿瘤防治之要》。相信在科普专委会的精心组织、统筹安排及各位专家的共同努力下，我们不断整合社会资源，在全社会推广"早防、早筛、早诊、早治、早康"的"五早"控癌理念，不仅强调肿瘤的诊治，更要将控瘤关口向"防筛评扶"前移、将控瘤重心向"康护生"后延，通过从"五大要义""五个要素"到"五早要点"的紧密联系和高度整合，全面、具体、有力地推动健康中国肿瘤防治的伟大事业。肿瘤防治，赢在整合！

是为序。

中国抗癌协会理事长
中国工程院院士

写在前面

2021 年 4 月 15 日启动仪式上，中国抗癌协会面向全国发布了 2021 年度"中国肿瘤防治核心科普知识"，经 CCTV 新闻频道 12 分钟专题报道，聚焦"防、筛、诊、治、康"五大核心，由知名院士专家权威解读，获得全民关注。

中央电视台、北京电视台、广东电视台、四川电视台、内蒙古电视台等多家电视媒体，对肿瘤防治核心科普知识的发布进行了解读与报道，累计达 395 条，覆盖公众 1.58 亿人次。

2022 年，由中国抗癌协会科普专委会主任委员田艳涛教授牵头组织相关专家，聚焦前沿进展，编写完成了 2022 年度"中国肿瘤防治核心科普知识，以"防、筛、诊、治、康"分类，每个类别又包含 5 个核心科普知识，并在全国启动仪式上对外发布，引起社会各界热烈反响。针对大众对肿瘤防治知识的需求，特将该系列核心知识扩充为图文并茂的科普读物并定名为《中国肿瘤防治之要》予以出版。

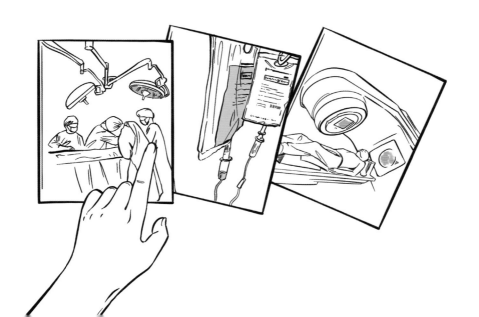

目　录

预防篇

诊断篇

治疗篇

康复篇

预防篇

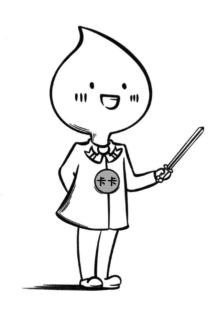

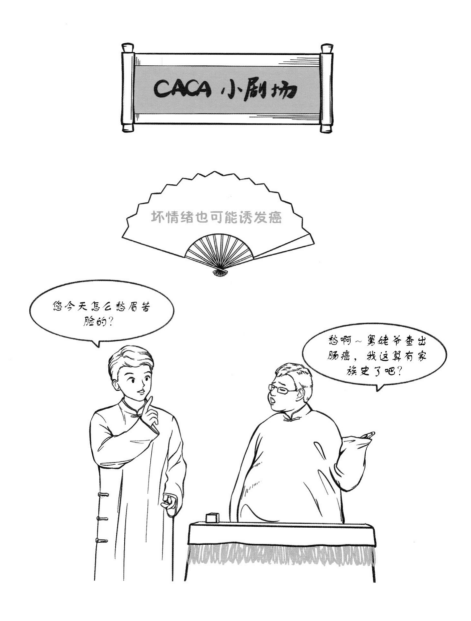

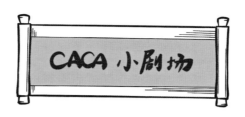

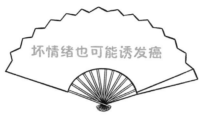

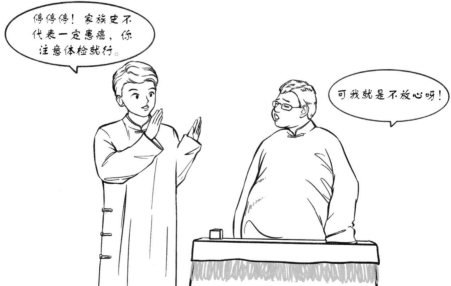

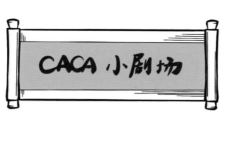

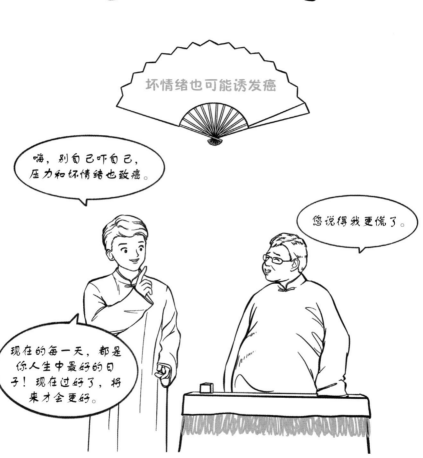

生活中，我们或许会听到这样的事例：

某某才五十出头，就被查出患了乳腺癌，没多久就又被查出患了肺癌，而且都是原发癌。然而，她并没有家族史。之所以患上癌症，完全是因为她过于追求完美的性格，做什么事都特别较真，还一定要做得最好，结果把自己累出病来了。

心理因素虽然不能直接引发癌症，但它却是一种慢性、持续的刺激，影响着身体的抵抗力，从而增加患癌风险；反之，肿瘤患者一旦知悉病情，也会面临各种打击，在身体和精神的双重压力下，失眠、易怒、紧张、恐惧、多疑、疲劳、沮丧、抑郁，甚至厌世等负面心理反应均可发生，这些心理问题对癌症治疗非常不利。

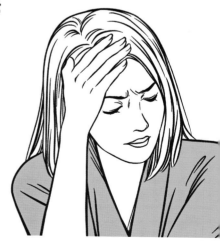

观点 1 心理与癌症的发生关系密切

　　癌症不仅是一种生活方式病,更是一种心身疾病。心理因素与癌症的发生关系密切,研究显示34%～44%的肿瘤患者有明显的心理应激反应或心理障碍,约18%的肿瘤患者可同时被诊断为重度抑郁。随着传统生物医学模式向现代生物－心理－社会医学模式的转变,心理、社会因素在癌症防治中的作用越来越被重视。

　　心理因素包括个性特征、负性生活事件及应付事件能力等,它是通过影响人体内分泌、免疫系统而诱发癌症的。

　　心理因素诱发癌症的画像

- ✓ 身体长期超负荷,情绪悲观失望
- ✓ 有被抛弃、无依无靠、自卑、凡事没有希望等感觉
- ✓ 长期处于精神紧张、害怕竞争、逃避现实、抑郁等情绪

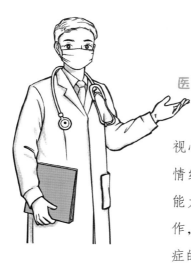

医生建议

  建议在日常生活中，重视心理调节，学会控制不良情绪，提高应对负性事件的能力，积极乐观的生活和工作，降低因心理因素诱发癌症的概率。

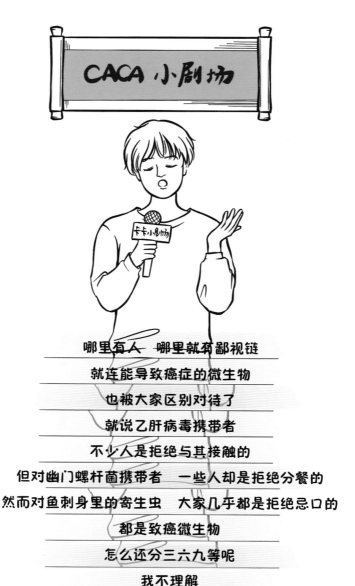

CACA 小剧场

卡卡小剧场

哪里有人 哪里就有鄙视链

就连能导致癌症的微生物

也被大家区别对待了

就说乙肝病毒携带者

不少人是拒绝与其接触的

但对幽门螺杆菌携带者 一些人却是拒绝分餐的

然而对鱼刺身里的寄生虫 大家几乎都是拒绝忌口的

都是致癌微生物

怎么还分三六九等呢

我不理解

观点 2 癌症不会传染，但致癌微生物却有传染性

癌症本身不直接传染，但致癌微生物却有传染性，经常与其接触的人也有被传染的可能。

传染性致病原在肿瘤的形成中占据重要作用，全球约有 16.1% 的肿瘤与致病性病原体有关，在发达国家传染性病原体导致的癌症死亡占 6%，在发展中国家这一比例更高，达 22%。

世界卫生组织国际癌症研究机构（IARC）提出了 11 种对人类有致癌性的传染性病原体，包括 1 种细菌、7 种病毒和 3 种寄生虫。每个传染性病原体至少引起 1 种甚至几种癌症。

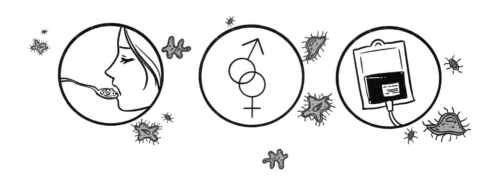

- **细菌**

幽门螺杆菌（HP）：在 2022 年美国卫生及公共服务部发布的第 15 版致癌物报告中，将 HP 的慢性感染明确为致癌物。

- **病毒**

EB 病毒（EBV）：在 21 世纪初被日、韩及丹麦的研究团队认定为胃癌的危险因素。此外，致癌性病毒还包括人乳头瘤病毒（HPV）、乙型肝炎病毒（HBV）、丙型肝炎病毒（HCV）、卡波西肉瘤相关疱疹病毒（KSHV）、人 T 细胞嗜淋巴细胞病毒 –1 型（HTLV–1）和人类免疫缺陷病毒（HIV）。

- **寄生虫**

寄生虫包括埃及血吸虫、麝后睾吸虫和华支睾吸虫。

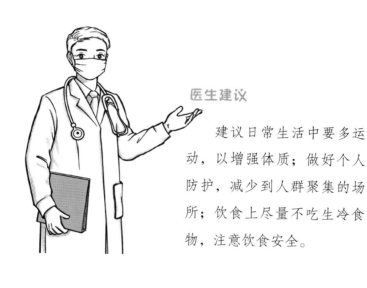

医生建议

建议日常生活中要多运动，以增强体质；做好个人防护，减少到人群聚集的场所；饮食上尽量不吃生冷食物，注意饮食安全。

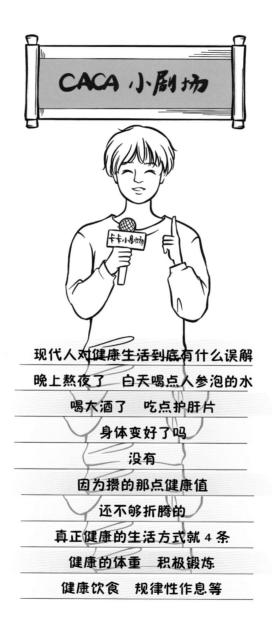

CACA 小剧场

现代人对健康生活到底有什么误解

晚上熬夜了 白天喝点人参泡的水

喝大酒了 吃点护肝片

身体变好了吗

没有

因为攒的那点健康值

还不够折腾的

真正健康的生活方式就4条

健康的体重 积极锻炼

健康饮食 规律性作息等

观点 3 健康生活方式可以让你远离癌症

保持健康的生活方式，包括健康的体重、积极锻炼、健康饮食、规律性作息等。

● **健康的体重**

肥胖与多种肿瘤发生相关，体重指数（BMI）是衡量健康体重的重要指标，成年人健康体重的 BMI 范围为 18.5～23.9。

● **积极锻炼**

把锻炼身体作为日常生活的一部分，要尽量多走、少坐。世界卫生组织（WHO）建议成年人每天要积极运动，如每周至少进行 150 分钟适度运动（步行、骑行、游泳、跳舞等）或 75 分钟剧烈运动（跑步、快速骑行等）。

● **健康饮食**

把全谷物、蔬菜、水果和豆类（如扁豆）作为日常饮食的主要部分，同时限制高脂肪、高糖等加工食品摄入量；限制加工红肉摄入，每周不超过 350～500克；限制含糖、含酒精饮料及腌制食品摄入，尤其要注意任何含酒精的饮品（如啤酒、葡萄酒、烈酒等）均有可能诱发癌症，不建议过多摄入。

特别强调：不建议使用高剂量的膳食补充剂来预防癌症，因为其没有被证实。

● 规律性作息

《健康中国行动（2019—2030 年）》中提倡"成人每日平均睡眠时间为 7～8 小时"。国际上有研究指出，如果一个成年人连续三日睡眠时间小于 6 小时，极有可能引起上呼吸道症状、疼痛、胃肠道不适，以及心肌梗死风险增加 20%。不仅如此，早在 2007 年，世界卫生组织国际癌症研究机构（IARC）将熬夜归为 2A 类致癌因素。因此，预防癌症建议要保证充足的睡眠时间，保持规律的作息习惯。

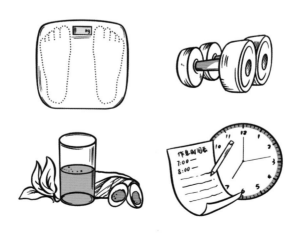

医生建议

　　健康生活方式并不能避免所有癌症发生，但已经有大量研究证实，任何向着健康生活方式进行改变，在一定程度上都将降低癌症风险。

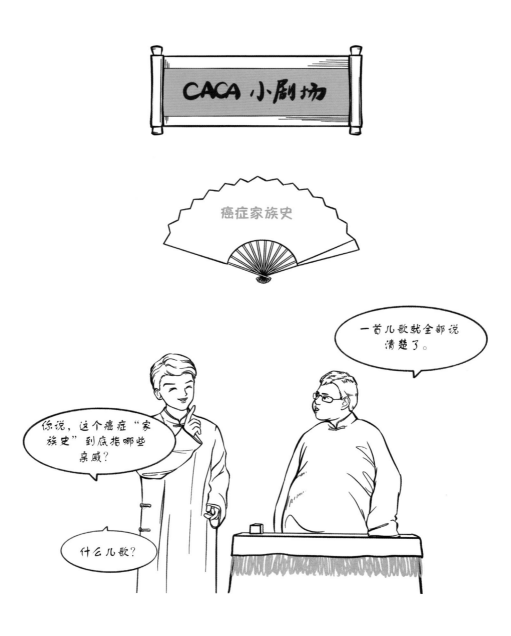

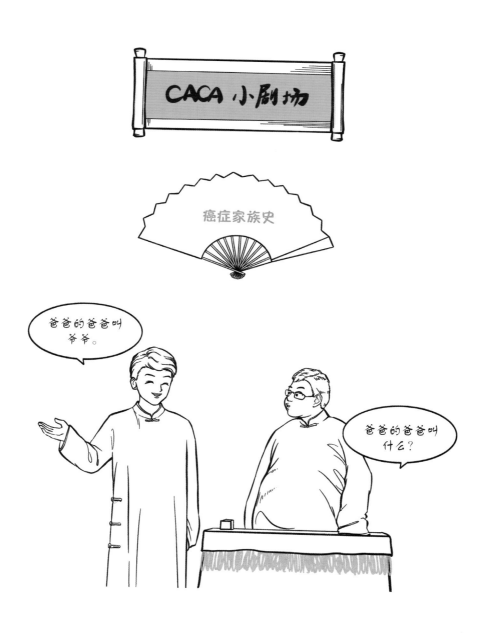

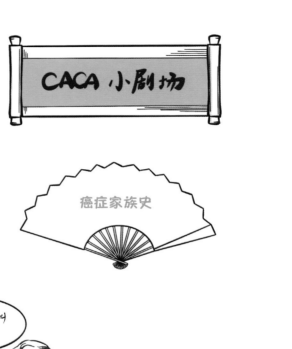

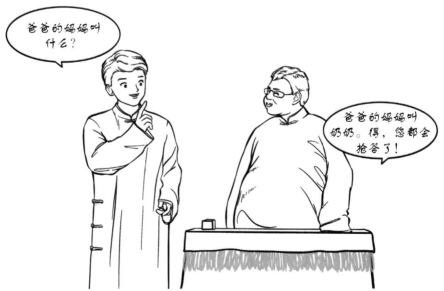

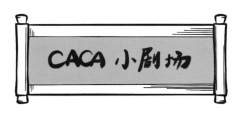

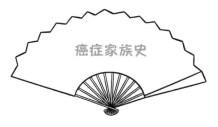

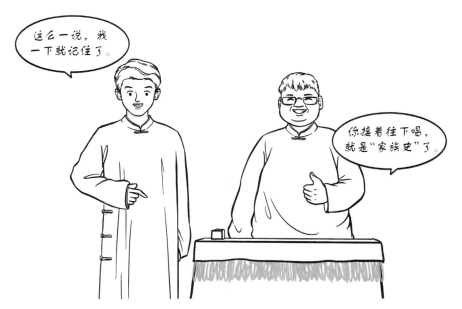

观点 4　多数癌症不会直接遗传，但有一些却
具遗传易感性

　　癌症与遗传有关，但癌症并不会直接遗传。有癌
症家族史的人并不一定会患上癌症，易感人群和有癌
症家族史的人也不是对任何癌症都易感，只是患癌可
能性比正常人高一些。

　　遗传易感性决定性因素主要有 2 方面：①某些恶
性肿瘤具有遗传易感性，家庭中有血缘关系的直系亲
属罹患某一恶性肿瘤时，其他成员患该肿瘤风险也会
增大；②同一家族的人，通常在生活环境、饮食习惯

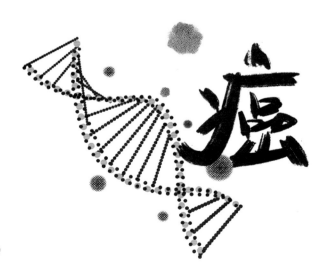

等方面共同点非常多，如某些不良的饮食习惯、生活习惯等，都会导致恶性肿瘤发病的家族聚集性。

在所有癌症中，存在明显遗传倾向的仅为5%～10%。如果家族中有一人患癌，完全没有必要谈癌色变；如果直系亲属中有 2～3 人患同一种癌症，可高度怀疑有家族性患癌的倾向，但需要通过基因检测予以排查。有癌症家族史的人群通常要做好早期肿瘤筛查，做到早发现、早干预，就能延缓或预防癌症。

与家族因素有关的肿瘤

✓ 单基因遗传：如家族性结肠息肉病、Ⅰ型神经纤维瘤、视网膜母细胞瘤、神经母细胞瘤、Wilms 瘤（肾母细胞瘤）

✓ 遗传易感性：乳腺癌（20%～25% 的家族聚集性）、卵巢癌（以家族聚集性为主要特点）、胃癌（与家庭成员饮食、生活习惯相似有关）

医生建议

　　患癌风险是致癌基因、生活方式、环境因素等综合作用的结果，不必恐慌。需要强调的是，有癌症家族史的人群，应注意减少接触化学致癌物，以降低易感基因发生癌变的概率。

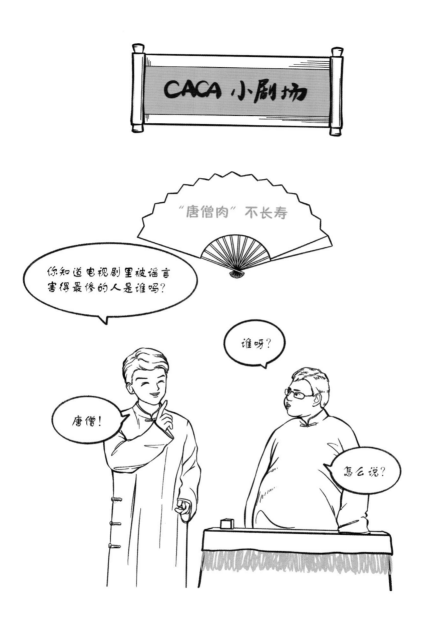

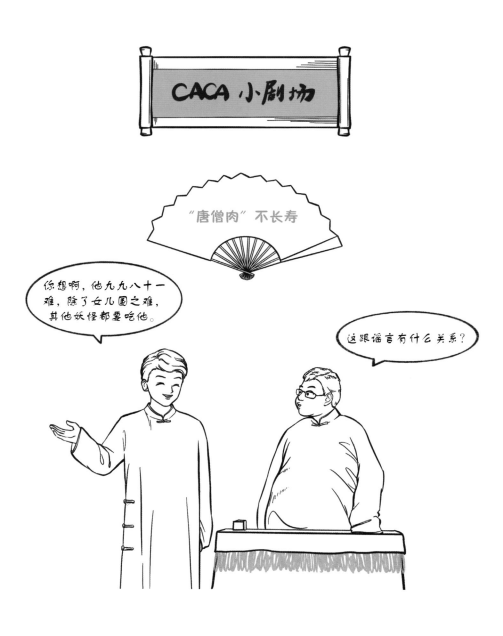

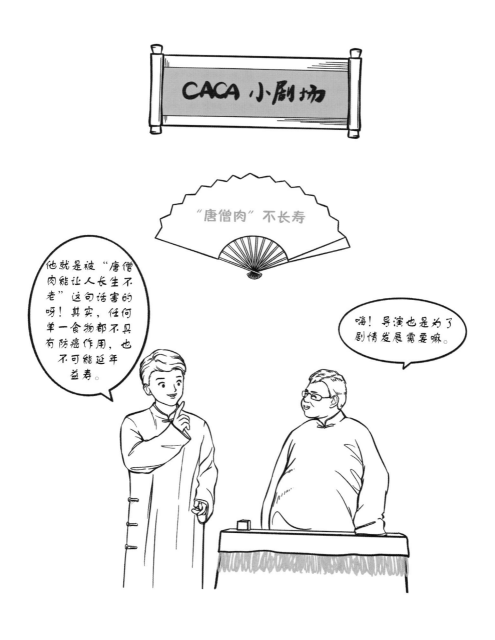

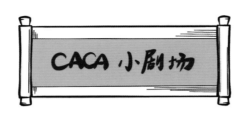

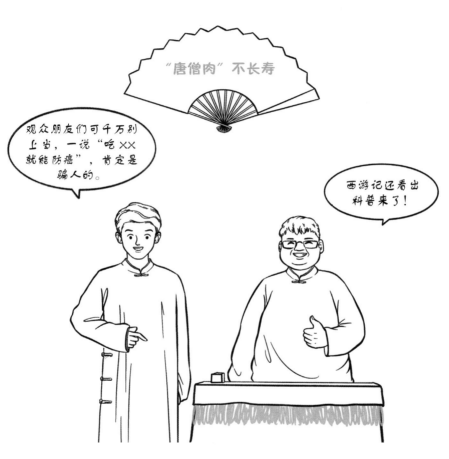

观点 5 任何单一食物都不具有防癌作用

维持人体正常的生理代谢需要多种营养元素。健康饮食有助于癌症预防，但任何单一食物都不具有防癌作用，如大蒜、辣椒、红薯等，虽然含有抗癌成分，不过在正常饮食量情况下，远达不到防癌作用，我们不能指望只吃某一种食物就能起到防癌作用。

目前研究证据表明，每天摄入足够的全谷物、膳食纤维、蔬菜和水果有助于预防癌症，并且有助于保持体重、防止超重和肥胖。全谷物中富含膳食纤维的食物对预防结直肠癌有一定作用，食用非糖类蔬菜和水果（如黄瓜、芹菜、蘑菇、空心菜、冬瓜、木瓜、柠檬等）有助于预防消化系统癌症。

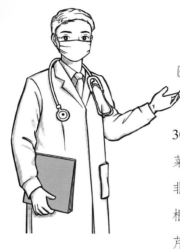

医生建议

　　建议每天从食物中摄入至少 30 克纤维，至少 400 克非糖类蔬菜和水果。可以选择不同颜色的非糖类蔬菜和水果，不含糖类的根和块茎蔬菜有胡萝卜、洋蓟、芹菜根、甘蓝、芜菁等，以及全谷物食物（如糙米、小麦、燕麦、大麦和黑麦等）可作为每天主食的重要组成部分。

早筛篇

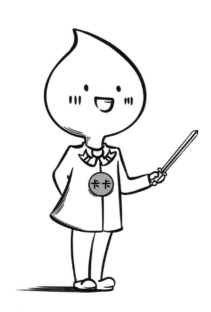

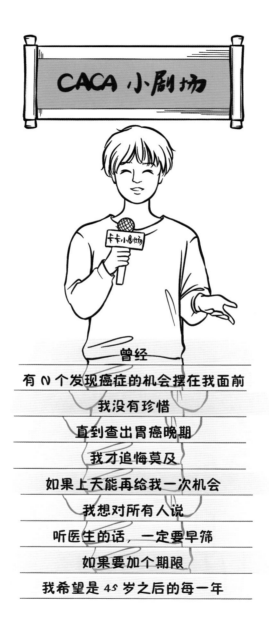

观点 1　防癌体检是癌症早发现的最重要途径

　　专业防癌体检能做到早发现、早诊断，从而达到早治疗的目的，这是目前预防和治疗癌症最理想的方法，也是代价最小、痛苦最少、最值得提倡的方法。

　　防癌体检，不同于一般的健康体检，特指肿瘤专家结合体检者自身情况和个体需求，有针对性地进行防癌检查。比如防肺癌体检，一般更注重胸部 CT 检查；当怀疑患上胃癌或有高危胃癌家族史的人，则重点进行胃镜检查；肛门指诊是普查直肠癌的简单方法，长期便血或者大便习惯异常者必须进行肛门指诊。

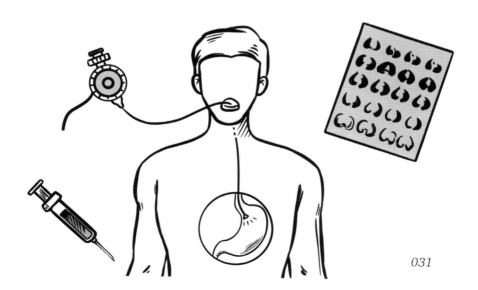

医生建议

对于肺癌，建议年龄＞40岁的人群每年行低剂量螺旋CT筛查；对于胃癌，建议对45岁以上及各种胃肠肿瘤高风险人群，常规体检中加入胃镜检查；对于结直肠癌，建议一般人群从45岁开始每年进行大便隐血检查，定期进行肠镜筛查；对于肝癌，建议35岁以上男性、45岁以上女性的肝癌高危人群定期进行甲胎蛋白（AFP）和肝脏B超检查；对于乳腺癌，建议一般人群40岁开始每年行乳腺X线检查，对于高危人群可更早开始筛查。

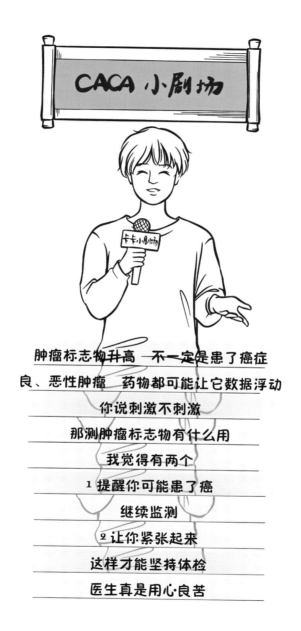

肿瘤标志物升高　不一定是患了癌症

良、恶性肿瘤　药物都可能让它数据浮动

你说刺激不刺激

那测肿瘤标志物有什么用

我觉得有两个

1 提醒你可能患了癌

继续监测

2 让你紧张起来

这样才能坚持体检

医生真是用心·良苦

　　几乎所有的肿瘤标志物检查结果都不会是"零"，均有其正常范围。对大部分人而言，只要数值在正常范围内就不必过分担心。通常，不建议只将肿瘤标志物作为癌症筛查的手段。而且，并非只有恶性肿瘤才能使肿瘤标志物升高，一些生理因素、药物、不良生活习惯、炎症及良性肿瘤等都可能造成肿瘤标志物值

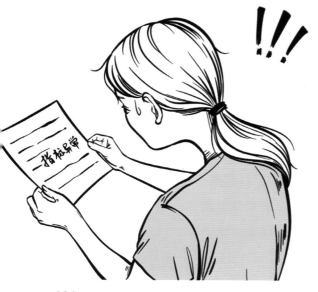

假性升高，以下 4 点是导致肿瘤标志物升高的常见原因。

✓ 恶性肿瘤：这是肿瘤标志物升高的主要原因。

✓ 良性疾病：一些良性疾病也可能出现肿瘤标志物轻、中度升高。如肝脏良性疾病患者常出现甲胎蛋白、癌胚抗原升高，肾功能不全、银屑病患者常会出现鳞状细胞癌抗原升高。

✓ 药物使用：如应用胸腺肽等生物制剂的患者，可出现肿瘤标志物一过性升高。

✓ 其他特殊情况：如吸烟者、妊娠期等，都可能出现相应的肿瘤标志物升高。

肿瘤标志物升高受多种因素影响，只能发现"嫌疑人"，但却不能将其"定罪"。因此，当看到体检报告中出现某一肿瘤标志物值单独升高时，不要过度惊慌，应到肿瘤专科医院再次检查。如果体检发现肿瘤标志物升高，然后到医院全面检查没有发现异常，那么只需定期复查，密切关注肿瘤标志物检测值变化情况即可。如果随访发现指标持续升高，则建议找专业医生咨询。

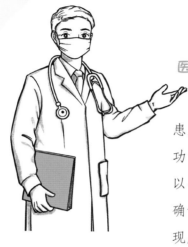

医生建议

体内有癌细胞，不意味着就患上了癌。因为人体正常的免疫功能可以及时将癌细胞破坏，所以一般人不易患上癌症。对于明确诊断的恶性肿瘤患者，术后出现肿瘤标志物升高，要警惕肿瘤复发转移的情况。总而言之，检测肿瘤标志物的意义主要是术后监测复发，对于癌症筛查则侧重于辅助作用。

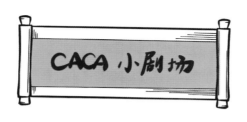

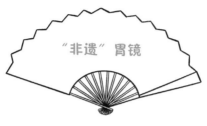

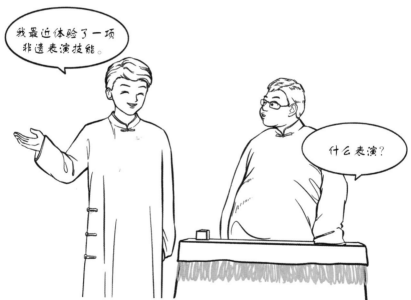

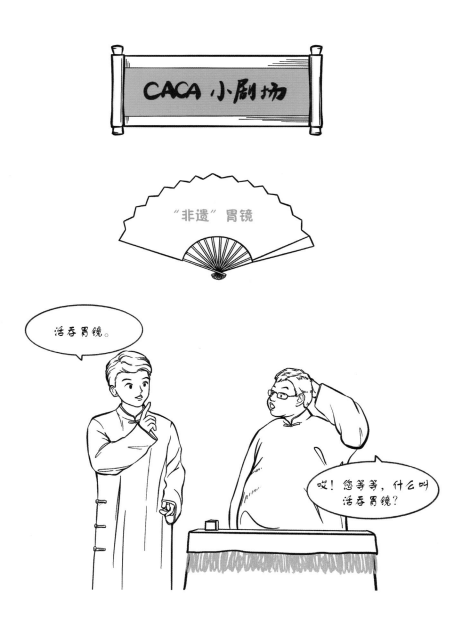

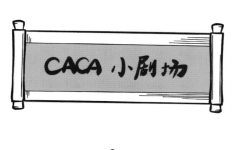

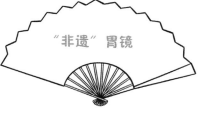

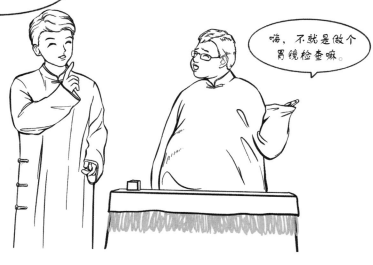

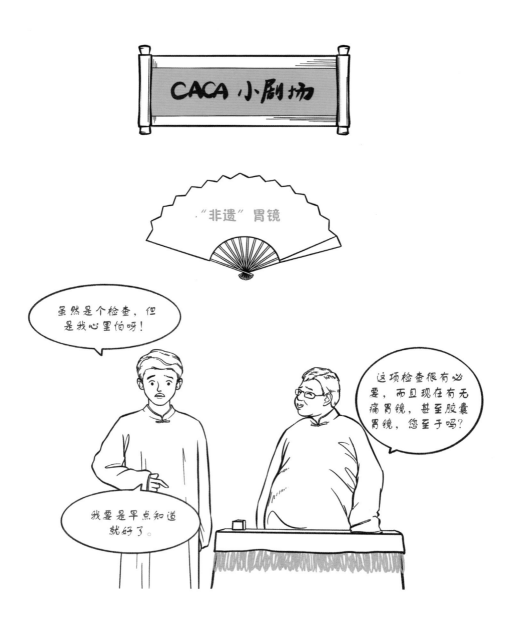

观点 3 内镜检查是早期筛查胃肠肿瘤的最重要手段

根据中国最新的癌症发病调查数据显示，结直肠癌和胃癌已经位居我国恶性肿瘤发病率的第二和第三位，严重威胁着国民的健康。通常胃肠肿瘤早期没有明显症状，容易被忽视，当出现明显症状时往往已处于中、晚期，此时治疗效果不理想，有些患者甚至已存在远处转移，失去了根治的机会。

内镜检查是目前最有效的胃肠肿瘤检查方法，医生通过内镜的摄像头可直接观察胃肠道内是否存在病变。内镜下，肿瘤早期（甚至癌前病变）是逃不过医生的"火眼金睛"。此时干预的治疗效果非常好，彻底治愈也是完全能实现的。

内镜不仅是一项检查，还可以对一些癌前病变、早期胃癌及结直肠癌进行内镜下切除，从而避免外科手术造成的大范围创伤。

● **哪些人群为胃及结直肠癌高危人群**

✓ 胃癌高风险人群

① 长期居住于胃癌高发地区（如辽宁、福建、甘肃、山东、江苏等省份）。

② 长期慢性幽门螺杆菌感染者。

③ 长期摄入高盐饮食，烟熏、腌制、煎炸食品，以及红肉、加工肉等不良饮食习惯者。

④ 吸烟及长期酗酒者。

⑤ 明确的一级亲属胃癌家族史。

⑥ 癌前病变者（如恶性贫血、胃溃疡、胃息肉、慢性萎缩性胃炎、残胃等患者）。

✓ 结直肠癌高风险人群

① 已发现肠道腺瘤或无蒂锯齿状息肉者。

② 排便习惯改变者。

③ 粪便潜血阳性或长期黏液血便者。

④ 炎性肠病患者（如克罗恩病和溃疡性结肠炎）。

⑤ 囊性纤维化患者。

⑥ 明确的一级亲属结直肠癌家族史。

⑦ 青少年肿瘤患者。

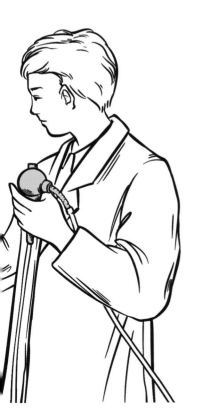

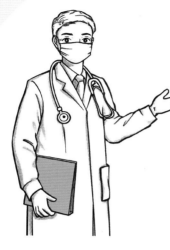

医生建议

对 45 岁以上及各种胃肠道肿瘤高风险人群，推荐在常规体检中加入胃镜及肠镜检查，每年 1 次或每 2 年 1 次。对于年轻、非高风险人群，可 3~5 年查 1 次胃镜及肠镜。

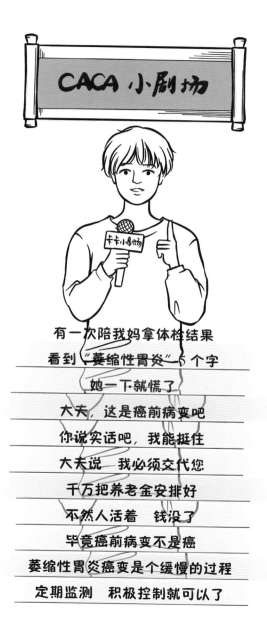

CACA 小剧场

有一次陪我妈拿体检结果

看到"萎缩性胃炎"5个字

她一下就慌了

大夫，这是癌前病变吧

你说实话吧，我能挺住

大夫说 我必须交代您

千万把养老金安排好

不然人活着 钱没了

毕竟癌前病变不是癌

萎缩性胃炎癌变是个缓慢的过程

定期监测 积极控制就可以了

重要的事情说"三遍"

✓ 癌前病变 ≠ 癌症。

✓ 癌前病变不一定都会演变成癌。

✓ 癌前病变 = 身体拉警报。

绝对不能姑息的几个症状

✓ 口腔黏膜、外阴黏膜等部位发现肉眼可见的白色斑块。

✓ 宫颈上皮内瘤变且出现白带增多、白带带血、接触性出血等症状。

✓ 乳腺囊性增生症且出现乳房胀痛、乳房肿块等表现。

✓ 有家族性腺瘤性息肉病史且出现腹胀、腹痛、大便带血或带黏液等症状。

✓ 长期慢性萎缩性胃炎病史且胃胀、胃痛、反酸、烧心、食欲不振等症状经常出现。

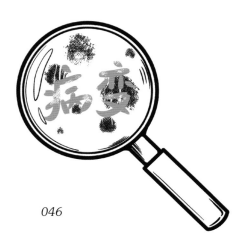

观点 4 *癌前病变不是癌，但要积极处理*

所谓癌前病变是指继续发展下去具有癌变可能的某些疾病导致的病变，这些疾病包括黏膜白斑、交界痣、Barrett 食管、慢性萎缩性胃炎、结直肠多发性腺瘤性息肉等。

癌前病变并不是癌，也不意味着必然发展为癌，多数癌前病变是可以逆转的，因此不能将其与癌症等同。不是所有的癌前病变都会演变成癌，也不能扩大癌前病变的范畴，造成不必要的心理负担，如普通皮肤痣和慢性浅表性胃炎等疾病，即使患上了，也不必惊慌失措，背上沉重的思想负担。

发现癌前病变时，应采取积极正确的态度去面对，如需手术者，应积极治疗；如需复查者，应主动定期复查。

医生建议

　　不是所有癌症在发生发展的过程中都会出现癌前病变，而且癌前病变也不是癌，积极应对即可。建议平时要注意养成良好的饮食、生活习惯，保持心情愉悦，定期参加体检，争取早发现、早诊断、早治疗，真正地做到防"癌"于未然。

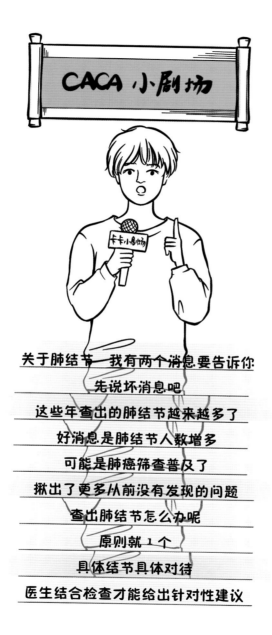

CACA 小剧场

关于肺结节 我有两个消息要告诉你

先说坏消息吧

这些年查出的肺结节越来越多了

好消息是肺结节人数增多

可能是肺癌筛查普及了

揪出了更多从前没有发现的问题

查出肺结节怎么办呢

原则就 1 个

具体结节具体对待

医生结合检查才能给出针对性建议

客观、理性、个体化处理肺结节，是
实现肺癌早诊早治的关键

根据中国最新的癌症发病调查数据显示，肺癌位居我国恶性肿瘤发病率首位，也是癌症第一大死因。

随着我们对肺癌筛查的重视、胸部低剂量螺旋CT 的普及，越来越多的肺部结节被检出，但引起肺部结节的原因有很多，并不是所有的肺结节都是早期肺癌，要综合考虑肺结节的大小，影像学特征评估其危险程度，并且在专业医生指导下动态随访，定期复查。一般而言，直径在 8mm 以上，CT 图像显示结节边缘有毛刺、呈分叶状，或者类似于磨玻璃状的肺结节，才需要引起警惕。

对于检出的肺结节，我们要采取个体化治疗措施，既不要惊慌失措，也不能放任不管，密切观察结节是否有变化，在医生指导下采取措施，进行相应的治疗。

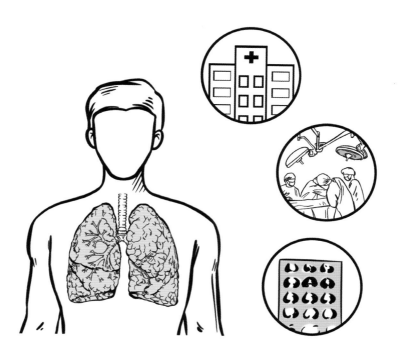

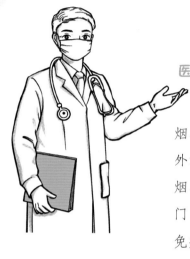

医生建议

　　建议日常生活中要远离烟草，尽早戒烟，避免室内外污染（如长期接触厨房油烟、装修污染，雾霾天少出门等），多运动以提高自身免疫力，保持健康饮食、养成良好的作息习惯等。

诊断篇

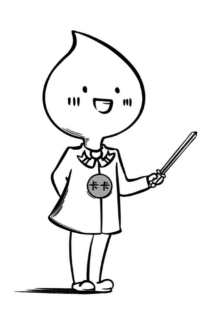

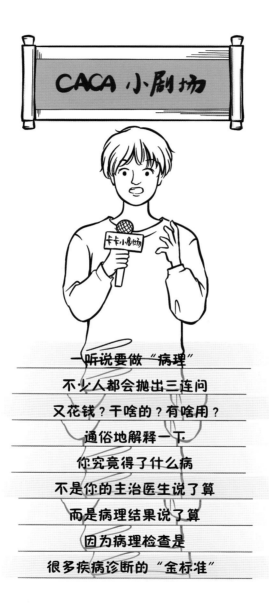

一听说要做"病理"

不少人都会抛出三连问

又花钱？干啥的？有啥用？

通俗地解释一下.

你究竟得了什么病

不是你的主治医生说了算

而是病理结果说了算

因为病理检查是

很多疾病诊断的"金标准"

观点1 病理检查是癌症诊断的金标准，但也会漏诊误诊

病理检查是针对从患者身上取下来的标本进行检查分析的过程，小到细胞涂片，大至器官切除，甚至多器官切除。

病理诊断已不仅仅局限于形态学，而是融合了各种技术的综合诊断学科，其重要性和准确性都在不断提高。病理诊断被认为是一些疾病临床诊断的金标准，特别是癌症。这种检查方法癌症检出的确诊率很

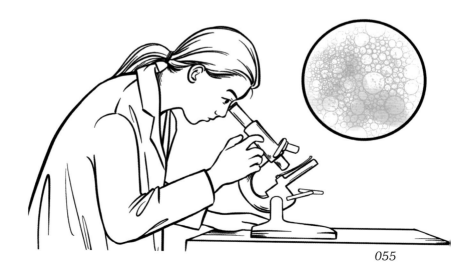

高，同时可以确定癌症分期。因此临床上一旦怀疑肿瘤都应该进行病理检查。

同时，我们要强调的是，病理检查并不是万能的，偶尔也会出现漏诊误诊，如术中常用的快速冰冻病理，其准确率并不是100%，低于术后常规病理检查；有文献研究显示，其误诊率为0.5%～1.0%。对于一些肿瘤（如骨肿瘤），还需要结合患者的临床表现及影像学检查来综合判断。

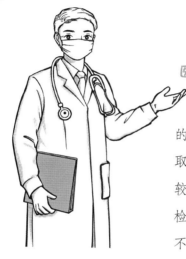

医生建议

　　病理检查是一项很重要的诊疗手段，一定要重视。取病理活检不会对身体造成较大伤害。听到需要做病理检查以进一步诊断疾病时，不要惊慌，以平常心对待即可。

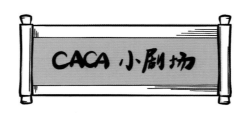

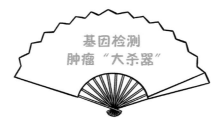

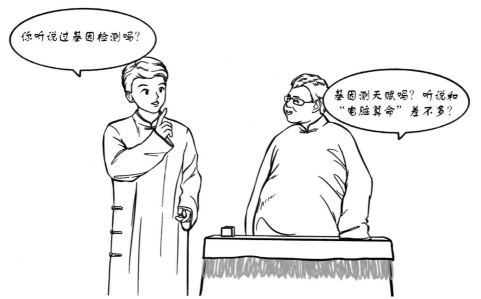

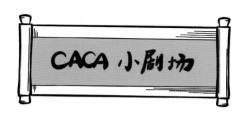

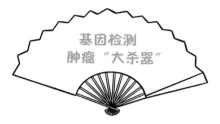

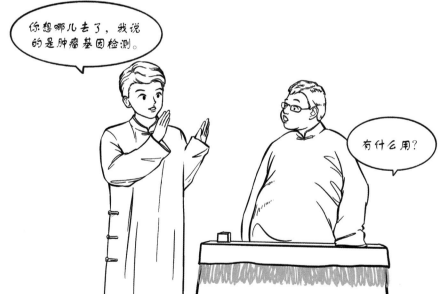

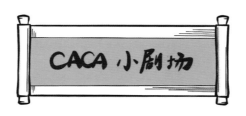

CACA 小剧场

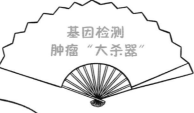

基因检测
肿瘤"大杀器"

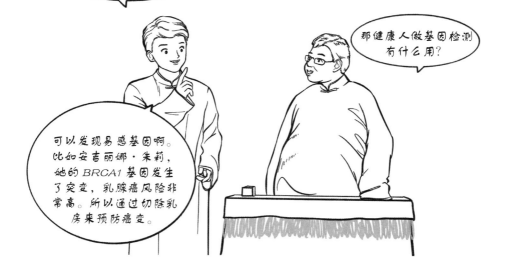

有助于肿瘤患者选择药物，也能帮助判断预后。

那健康人做基因检测有什么用？

可以发现易感基因啊。比如安吉丽娜·朱莉，她的BRCA1基因发生了突变，乳腺癌风险非常高。所以通过切除乳房来预防癌变。

约 10 年前，安吉丽娜·朱莉预防性切除乳房事件闹得沸沸扬扬，也算是一种基因检测的科普。原来，安吉丽娜·朱莉的母亲于 49 岁确诊乳腺癌，56 岁因卵巢癌去世。同时，她姨妈也是乳腺癌患者，她母亲与姨妈都被检测出携带突变基因 *BRCA1*。鉴于此种情况，安吉丽娜·朱莉于 2013 年进行了 BRCA 基因检测，结果也显示携带 *BRCA1* 突变基因，结合家族史，她进行了预防性切除乳房，2 年后又摘除了卵巢和输卵管。

那么，哪些人需要考虑基因检测？

✓ 家族中多位一级亲属患同一种癌症者。

✓ 家族中已知有一位或多位成员携带突变基因者。

✓ 明确患有癌症遗传易感性疾病者。

✓ 家族中的肿瘤患者基因检查发现了共同相关的基因突变者。

✓ 家族中有非常年轻的肿瘤患者。

免疫组化、基因检测对肿瘤个体化
诊治有重要价值，特定病例可应用

● 免疫组化

　　免疫组化（IHC）是免疫学与组织化学两种技术的结合，在当前精准医疗的时代，免疫组化（IHC）在肿瘤诊断中具有极其重要的意义。为辅助病理科医生精确诊断，大多数肿瘤标本都需要加做免疫组化。近年来，随着免疫组织化学技术的发展及各种特异性抗体的出现，一些疑难肿瘤得到了明确诊断，因此免疫组化的实用性受到了普遍的认可。

　　在乳腺癌、胃癌等肿瘤中，HER2 基因表达程度决定了肿瘤患者后续治疗方案，其表达程度高低需要通过免疫组化方法来确定。HER2（＋）表示 HER2 基因表达阴性，HER2（＋＋＋）表示 HER2 基因表达阳性，患者对抗 HER2 基因药物（如曲妥珠单抗等）有效，但是对于 HER2（＋＋）的患者，则需要加做原位杂交等检查，以明确 HER2 基因表达的情况。

● **基因检测**

基因检测，即分子靶标检测，是以研究疾病发生、发展过程中细胞分子生物学差异为基础，筛选和鉴定与疾病密切相关的蛋白质、核酸等生物大分子作为药物作用靶点，通过靶向给药实现有效靶向治疗及个体化治疗。

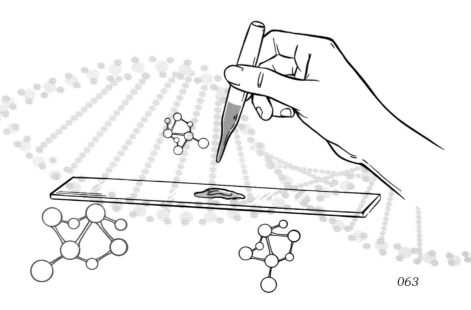

基因检测的意义主要有 3 点。

✓ 发现家族性易感基因，做到零级预防，如遗传性非息肉病性结直肠癌（HNPCC），又称为林奇综合征，主要由错配修复基因（*MLH1*、*MSH2*、*MSH6* 和 *PMS2*）突变导致。

✓ 有利于肿瘤选药，优化肿瘤用药方案。目前，国家卫健委、国家中医药管理局联合发布的《关于进一步加强用药安全管理提升合理用药水平的通知》指出"通过血药浓度监测、基因检测等，识别用药风险，制定个体化用药方案，优化药物品种选择，精准确定用药剂量"。

✓ 有利于明确肿瘤分型和疾病进展监测。不同肿瘤亚型在基因表达上有差异，通过基因检测对肿瘤进行精确分型，选择精准有效的治疗方案，有利于预测治疗效果及改善患者预后。

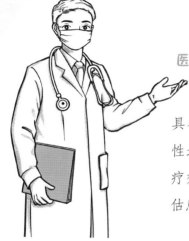

医生建议

　　免疫组化检查是了解肿瘤是否具备某些特性的手段，从而有针对性地制订治疗方案，达到最好的治疗效果。免疫组化检查结果也是评估患者预后的重要指标之一。

　　只有先精确检测出肿瘤细胞是否存在靶向药物作用的"靶点"，才能精准地对"靶点"进行打击，缓解病情，延长生命。

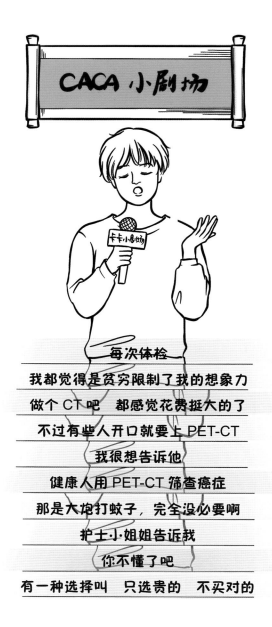

CACA 小剧场

每次体检

我都觉得是贫穷限制了我的想象力

做个 CT 吧　都感觉花费挺大的了

不过有些人开口就要上 PET-CT

我很想告诉他

健康人用 PET-CT 筛查癌症

那是大炮打蚊子，完全没必要啊

护士小姐姐告诉我

你不懂了吧

有一种选择叫　只选贵的　不买对的

观点 3 PET-CT 对肿瘤诊治有重要意义，但不
适于常规筛查

　　正电子发射计算机断层显像（简称 PET-CT）是
PET 与 CT 的结合体，其工作原理为向人体内注射
^{18}F– 氟代脱氧葡萄糖（^{18}F–FDG），这是带有放射性核
素标记的葡萄糖，由于肿瘤细胞代谢活性高，其对葡

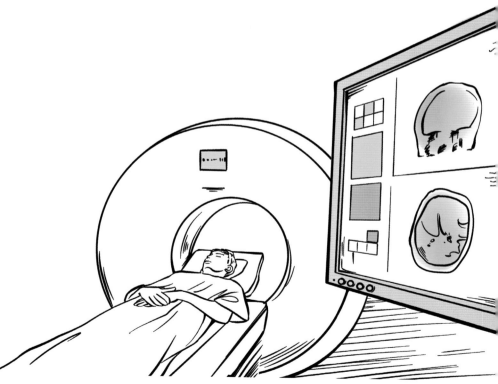

萄糖等营养物质的需要量远大于正常组织，因此带有标记的葡萄糖会在病灶处蓄积。PET 检查可以发现这些异常信号，而 CT 检查可以发现形态异常组织从而达到精确的解剖定位，通过一次显像可以快速、全面了解全身整体状况。

PET–CT 在定位肿瘤原发病灶、肿瘤分期、复发转移的鉴别、肿瘤预后评估和治疗方案指导等方面具有重要价值。但是，PET–CT 花费高昂，并且多项研究显示，在健康人群中筛查恶性肿瘤的阳性率为 0.9%～1.3%，因此不建议将其作为无症状人群的常规体检项目。

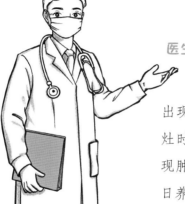

医生建议

PET-CT 是在肿瘤可能出现转移和难以判明原发病灶时，才推荐使用。与其发现肿瘤后担惊受怕，不如平日养成良好生活习惯，定期检查。

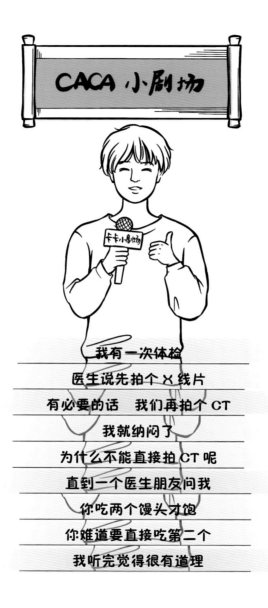

CACA 小剧场

我有一次体检

医生说先拍个 X 线片

有必要的话　我们再拍个 CT

我就纳闷了

为什么不能直接拍 CT 呢

直到一个医生朋友问我

你吃两个馒头才饱

你难道要直接吃第二个

我听完觉得很有道理

超声、CT、磁共振等所有检查各有其价值与不足，要综合分析

● **超声**

超声常用于体检筛查，主要优势在于对浅表器官结构（如乳腺、甲状腺、胆囊、浅表淋巴结等）进行快速、经济、无创检查，但超声的劣势在于对较深层次器官及含气体较多的空腔脏器（如胃肠道）诊断效果较差，并且检查效果依赖超声医师的个人水平。

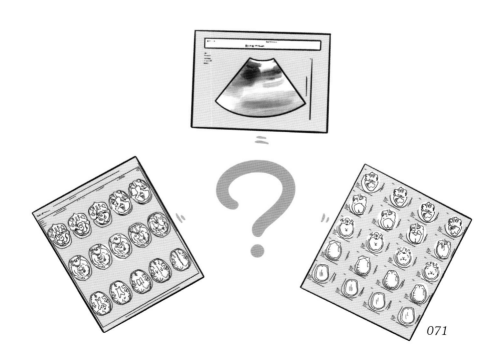

- CT

CT 即 X 线计算机断层扫描，其主要优势在于对组织器官分层显示，密度分辨率高，成像速度快。多数脏器及组织的肿瘤检查均需增强扫描以帮助诊断。增强 CT 可更好地显示病变，对于病灶进行定性和定量分析。低剂量螺旋 CT 常用于肺癌等肿瘤的筛查。缺点在于 CT 有电离辐射，并且软组织显像效果较差。

- 磁共振

磁共振优势在于软组织分辨率高，无电离辐射，不用造影剂即可分辨血管等组织结构，可以对 CT 检查进行有效补充，对于神经系统、乳腺肿瘤、腹部实质脏器、盆腔脏器等有诊断价值。缺点在于磁共振花费较高，检查时间较长，体内带有金属者或幽闭恐惧症者禁用。

目前"完美"的检查手段是不存在的。在肿瘤的诊疗过程中，医生需要根据不同的肿瘤部位及病理特点来选择检查手段。由于不同检查手段各有优缺点，因此往往需要整合多种检查手段，发挥每种检查方式的优势，才能实现对肿瘤全面精准诊断与评估。

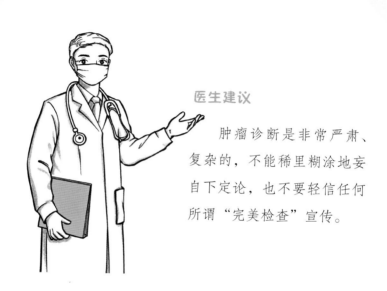

医生建议

　　肿瘤诊断是非常严肃、复杂的，不能稀里糊涂地妄自下定论，也不要轻信任何所谓"完美检查"宣传。

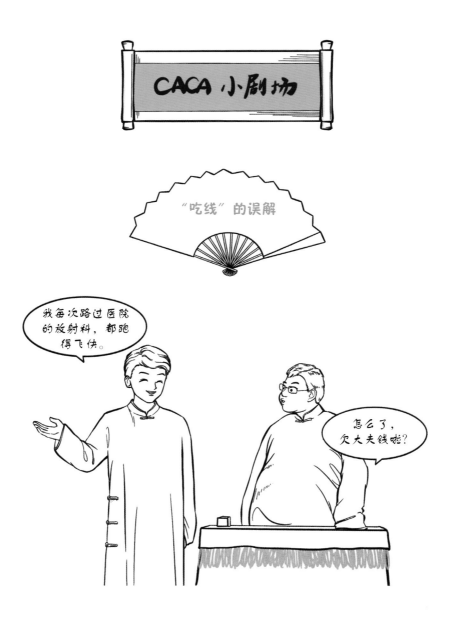

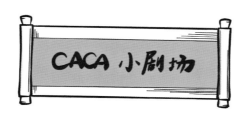

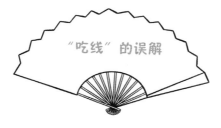

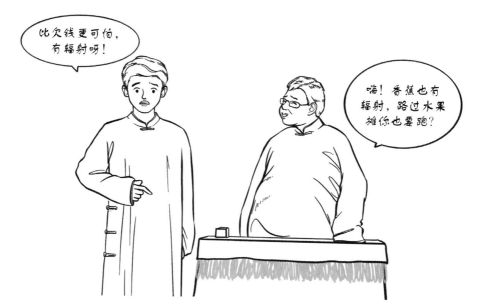

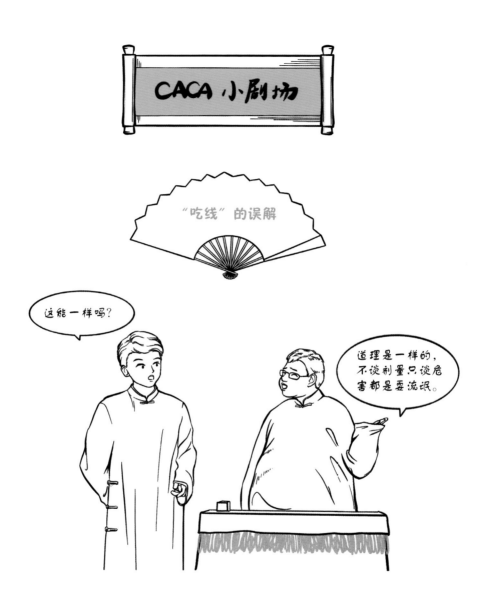

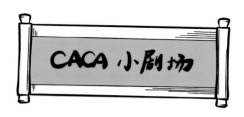

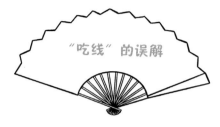

"吃线"的误解

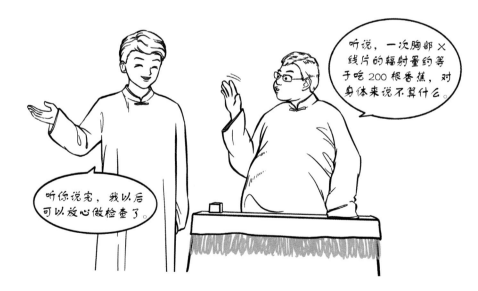

听说，一次胸部X线片的辐射量约等于吃200根香蕉，对身体来说不算什么。

听你说完，我以后可以放心做检查了。

观点 5 影像检查"吃线"不必过度紧张，但间隔时间因人而异

　　按照中国辐射防护规范，对于普通公众，除了接受正常范围的天然照射和医疗照射外，一年内接受量不应超过 1 毫西弗，而一次低剂量胸部 CT 检查的辐射量约为 0.5 毫西弗，所以对于普通人群来说，影像检查"吃线"不必过度紧张。

　　相比普通人群，肿瘤患者往往需要更频繁地接受影像检查，以监测肿瘤发生、发展情况及治疗效果，如对于进展期胃癌患者，通常建议在术后 2 年内，每

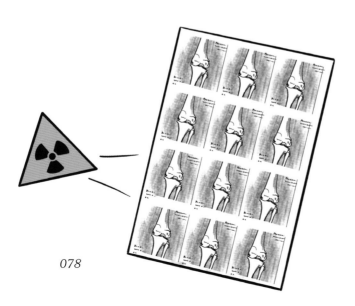

3 个月复查 1 次 CT；术后 2～5 年，每半年复查 1 次 CT；术后超过 5 年，每年定期复查 CT。

对于具有肿瘤高危因素但尚未患癌的人群，建议适当增加肿瘤筛查频率，并适当前移初次肿瘤筛查年龄，如《2021 中国抗癌协会乳腺癌诊治指南与规范》中建议，一般风险人群乳腺癌筛查起始年龄为 40 岁，但对于乳腺癌高危人群（直系亲属有乳腺癌或卵巢癌史、30 岁前接受过胸部放疗，以及既往有乳腺导管或小叶中重度不典型增生或小叶原位癌患者等），可将筛查起始年龄提到 40 岁之前。

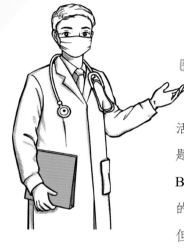

医生建议

　　不仅仅是影像检查，生活中无处不存在"吃线"问题。从常规检查项目来看，B 超与磁共振是没有辐射的；X 线与 CT 检查有辐射，但只要不在短时间内反复多次检查，辐射对身体的影响不会很大。

治疗篇

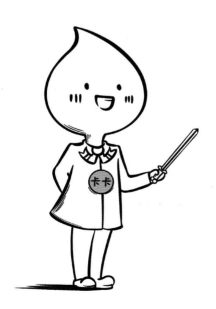

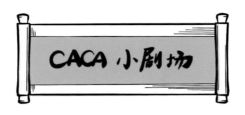

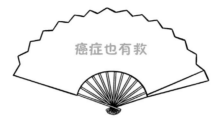

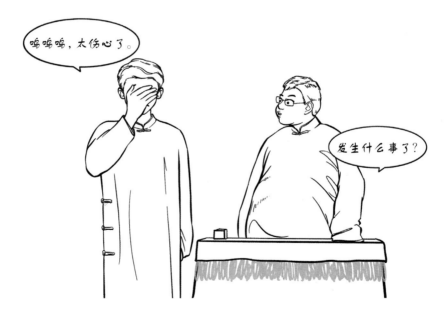

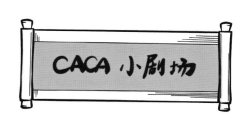

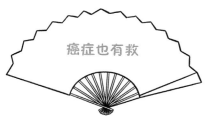

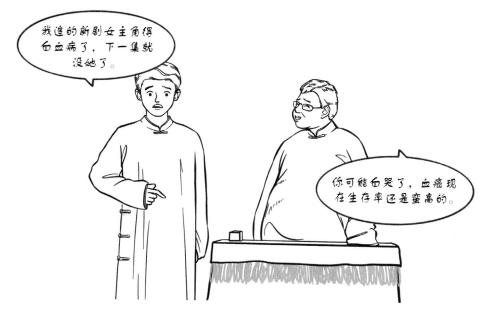

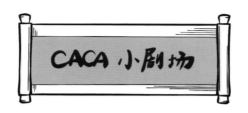

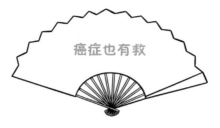

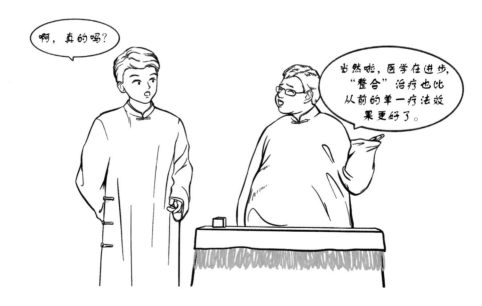

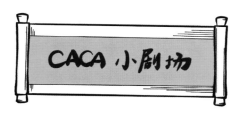

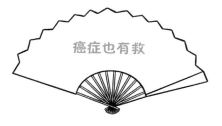

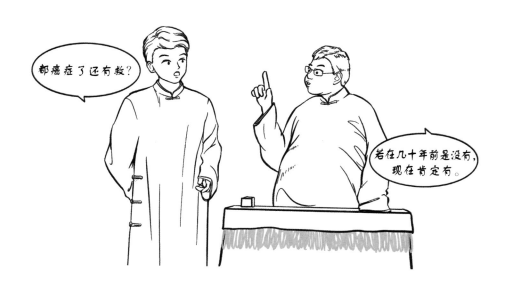

观点 1 整合诊治模式是全世界公认的最佳肿瘤诊疗策略

　　肿瘤是严重威胁人类健康的疾病，而肿瘤定义也由最初某一部位的局部疾病，发展为目前普遍认可的具有复发、转移特征的全身性、侵袭性疾病。传统的肿瘤治疗（如手术、放疗、化疗等）都比较重视局部肿瘤。然而，肿瘤发生的根本原因是在自身抗癌免疫力降低和机体内环境紊乱等条件下，基因水平出现表达失衡、恶性突变所致。肿瘤只是全身疾病的局部表现，所以在肿瘤治疗中应兼顾机体自身、局部肿瘤、治疗手段的相互作用。

　　肿瘤发生发展的机制、早期诊断、疗效控制等受多方因素制约，其过程复杂，单一的、分裂的思维方式难以完全应对肿瘤防治，故此治疗上需要整合医学模式，也就是将不同学科领域有系统地进行整合（包括主流医学与非主流医学），以期开创肿瘤治疗的新模式。

　　在肿瘤治疗领域，综合治疗、多学科讨论及个体化治疗都促进了治疗模式的进步，整合医学的合理应用将有助于建立肿瘤治疗新模式，促进肿瘤发病机制研究的突破及提高临床疗效。

整合医学不仅是一种治疗方式，更是一种治疗理念，其核心是"以人为本""以患者为中心"。按照这一理念，单纯消灭肿瘤将不再是主要目的，使肿瘤患者长期生存（包括长期带瘤生存）、提高患者生活质量才是治疗的新目标。

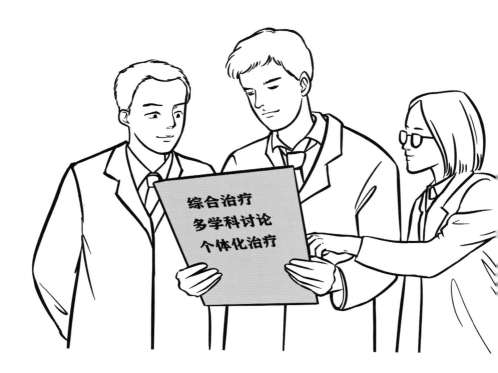

整合医学不是各种方法的简单累加或次序随意组合，而应根据患者机体状况、肿瘤病理类型、侵犯范围、临床病理分期和发展趋势，有计划、合理地运用各种治疗手段，以期较大幅度提高治愈率，并尽可能地延长生存期，改善患者生活质量；将来自微观和宏观、基础和临床研究成果进行多层次整合，从整体上认识肿瘤全过程；整体认识机体自身、局部肿瘤与治疗手段三者的相互关系，调动机体内在调节、代偿功能，抗癌与扶正并举；最终形成以"个体化治疗"为中心的科学医学，这是未来医学发展的必然趋势。

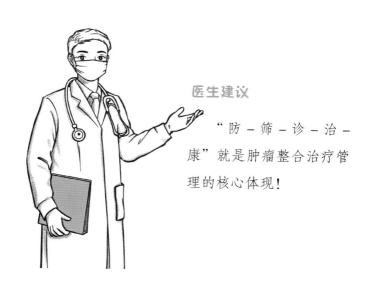

医生建议

"防－筛－诊－治－康"就是肿瘤整合治疗管理的核心体现！

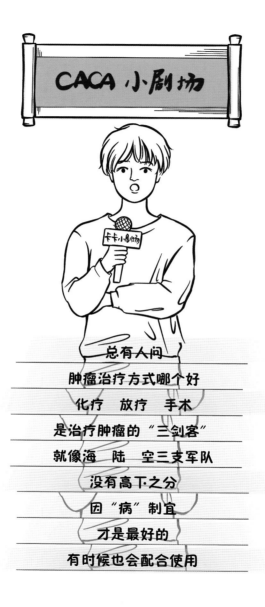

CACA 小剧场

总有人问

肿瘤治疗方式哪个好

化疗　放疗　手术

是治疗肿瘤的"三剑客"

就像海　陆　空三支军队

没有高下之分

因"病"制宜

才是最好的

有时候也会配合使用

观点 2 手术、化疗和放疗是三大治愈性手段，
需因人而异

● **手术**

目前，尽管肿瘤治疗新方法层出不穷，但理论上讲，除血液系统恶性肿瘤（如白血病、恶性淋巴瘤）外，大多数实体瘤仍然可以采用手术治疗，而且手术治疗仍然是当前治疗肿瘤最有效、最普遍的方法，尤其是早、中期癌症，没有发生局部和远处转移、瘤体通常较小，宜首选手术治疗。所以，只要没有禁忌证，凡是有可能手术切除的实体肿瘤，原则上都应当首选手术治疗。

● **化疗**

肿瘤化疗是一种全身性治疗手段，临床上通过将化学药物注入（静脉输液或者口服药物）机体内，以达到杀灭肿瘤细胞、控制癌症病情的目的。目前，化疗是治疗癌症的有效手段之一，与手术、放疗一起并称为癌症"三大治疗手段"。对化疗敏感、通过全身化疗可以治愈或完全控制的恶性肿瘤，往

往采用根治性化疗，如绒毛膜上皮癌、急性白血病、恶性淋巴瘤、神经母细胞瘤及胚胎性横纹肌肉瘤等。

- 放疗

肿瘤放射治疗是利用放射线治疗肿瘤的一种局部治疗方法。约 70% 的肿瘤患者在治疗过程中均需要用放射治疗，放疗约使 40% 的癌症根治。放射治疗在肿瘤治疗中的作用和地位日益突显，已成为治疗恶性肿瘤的主要手段之一。

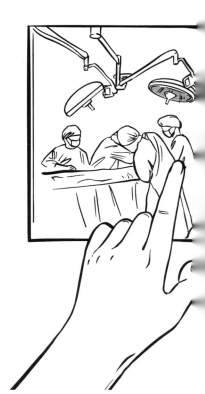

在肿瘤治疗中，一些肿瘤单独放疗就可以治愈（如早期喉癌）。当患者不适合或者拒绝手术时，可以单独进行立体定向放疗。也有一些需要根据肿瘤患者的具体情况选择单独放疗还是选择综合治疗（如鼻咽癌患者），早期可以单独进行放疗获得治愈，但中晚期则需接受综合治疗。

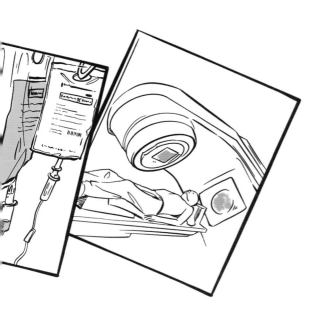

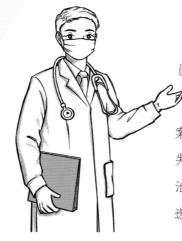

医生建议

如何选择有效治疗方案是肿瘤患者治疗成功或失败的关键，而配合医生治疗是肿瘤患者的首要选择！

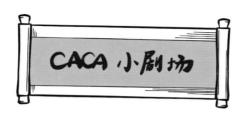

CACA 小剧场

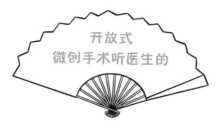

开放式
微创手术听医生的

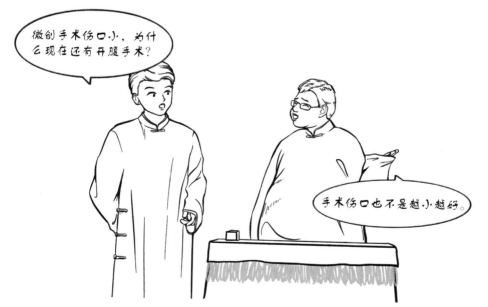

微创手术伤口小，为什么现在还有开腹手术？

手术伤口也不是越小越好。

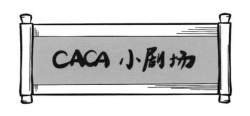

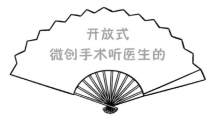

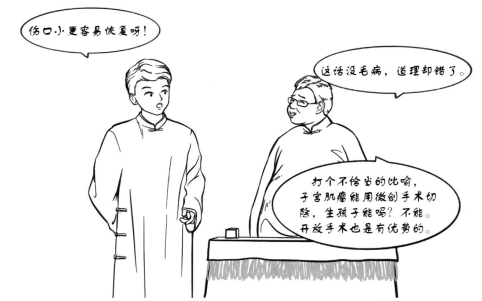

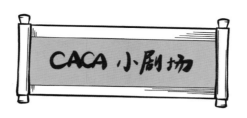

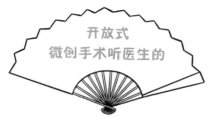

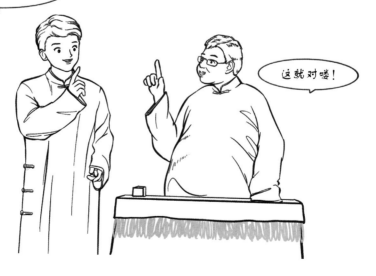

开放、腔镜和机器人等手术各具特色、各有优势，需合理选择

● **开放性手术**

开放性手术也就是传统的开刀手术，用刀将身体某一部位逐层切开，显露手术需要的部位，开放性手术通常伤口较大、创伤较大，瘢痕也大，术后恢复较慢。但是，开放性手术暴露的视野可能比较充分，手术过程中对组织、血管具备直接触感，技术要求低、易开展，对术中并发症处理相对较方便。

● **微创手术**

开放性手术要切开较长的皮肤和皮下组织，腔镜和机器人等，而微创手术是不需要像开放性手术那样切开皮肤的，只是在皮肤上打几个小孔，从小孔放入手术器械及镜头，外科医生通过显示屏幕进行手术操作。

手术微创化虽然是目前的发展趋势，但微创手术不能完全替代开放手术，各有其适应证。需根据肿瘤特点、主刀医生能力等选择微创或开放手术。不论开

放手术、微创手术都需贯彻无瘤、脏器保护原则。微创手术需预防因配合或其他原因造成肿瘤破溃，避免造成肿瘤细胞腹腔内种植，减低患者治愈机会。腹部开放手术切口较大，需保护非肿瘤组织、血管及神经等。此外，对于情况紧急或者难度大的手术，如部分急诊手术，出于手术安全性考虑，开放手术可能更为保险。

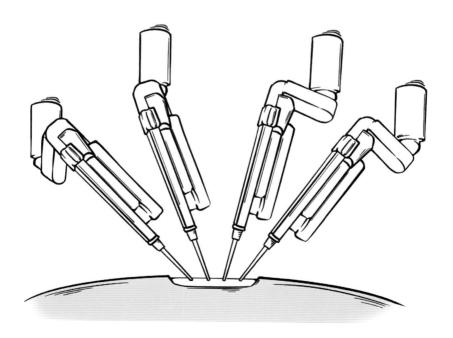

微创手术包括腔镜手术及机器人手术。目前最常使用的手术机器人为达·芬奇手术机器人，与腔镜手术相比其有 4 个主要特点。

✓ 立体视野，三维视觉放大 10～15 倍，可以更好地保护神经和血管等组织，手术操作更精准，同时创伤更小。

✓ 自动滤除操作人员手颤抖。机械臂内腕较腔镜更为灵活，能以大角度在靶器官周围操作。

✓ 术中出血少、术后疼痛轻、住院时间缩短。

✓ 学习曲线较腹腔镜手术短，术者在轻松环境下工作，减少疲劳。但是，也有缺点，如缺乏压力感觉和触觉，无法感觉钳夹的力量；如果机器出现故障容易造成身体组织损伤；机器人手术的设备和耗材价格昂贵。

医生建议

　　手术治疗是肿瘤治疗的基石，按入路分为开放性手术和微创手术，各有其适应证，彼此无法互相取代。外科医生会根据患者的具体情况选择合适的手术入路。

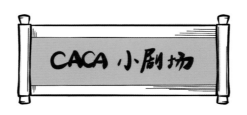

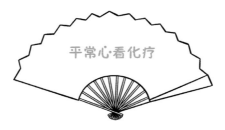

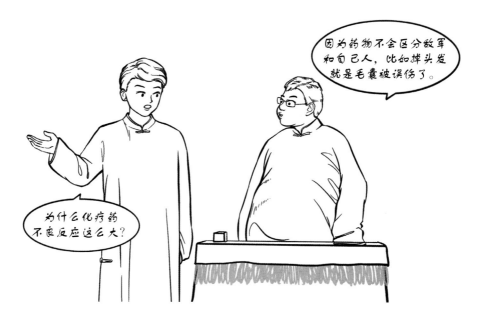

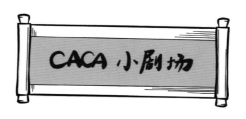

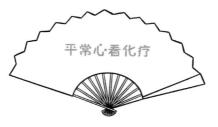

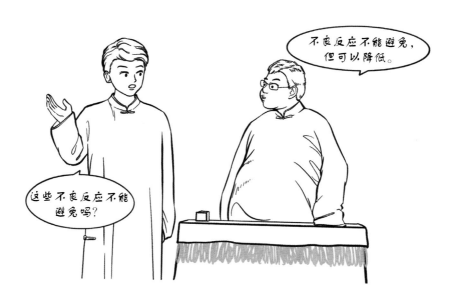

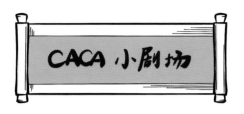

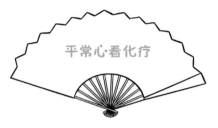

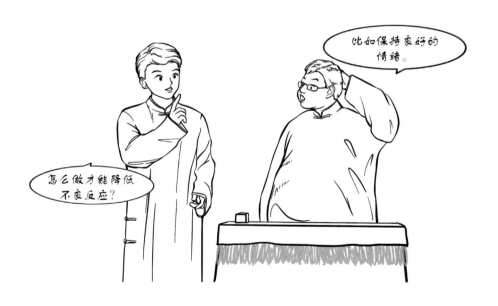

化疗是最常用的药物治疗，多数肿瘤
患者均会应用

肿瘤化疗是肿瘤治疗的一种重要手段，临床上通过化学药物杀灭肿瘤细胞，以控制肿瘤的发生发展。

肿瘤化疗主要分为术后化疗（辅助化疗）、术前化疗（新辅助化疗或转化治疗）和姑息化疗三种。

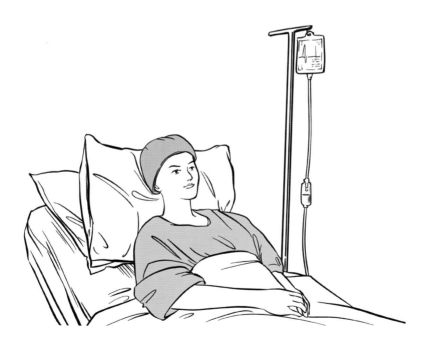

- **术后化疗**

术后化疗即辅助化疗，其目的是消灭可能存在的微小转移灶、降低远期复发率、延长生存。

- **术前化疗**

术前化疗即新辅助化疗和转化治疗，其目的是使原发肿瘤缩小，杀死潜在或已存在的局部转移癌细胞，从而更有利于手术切除（新辅助化疗）；或使原来不宜或无法手术的患者，通过化疗转变为可以手术切除（转化治疗）。

- **姑息性化疗**

姑息性化疗的目的是为缓解肿瘤导致的临床症状，改善生活质量及延长生存期，适用于全身状况良好、主要脏器功能基本正常的无法切除、术后复发转移或姑息性切除术后的患者。

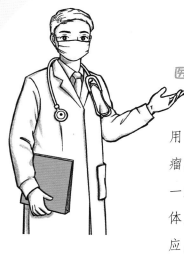

医生建议

　　要正确认识化疗的作用，不要谈化疗色变。对肿瘤患者来讲，虽然化疗存在一定风险及不良反应，但总体上利大于弊。一些不良反应，经正确的管理也可以得到缓解。

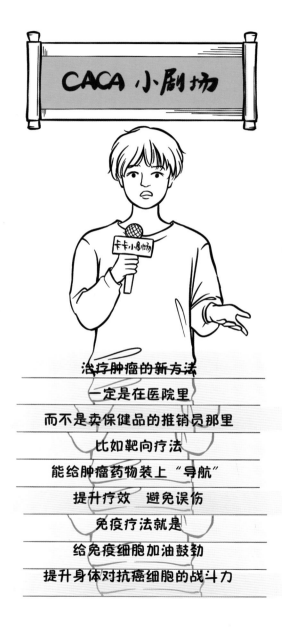

观点 5 靶向治疗、免疫治疗为药物治疗提供了新模式

● 靶向治疗

可以把靶向治疗药物理解成为带有目标识别能力的导弹，可以精准地瞄准作用靶点，并精确地与靶点结合，从而锁住靶点，追着既定目标轰炸。近年来，靶向治疗逐渐成为癌症的重要治疗手段，因其可以选择性杀死肿瘤细胞而不杀伤或少量损伤正常细胞，对于有敏感突变的肿瘤患者，与化疗药物相比，靶向药物不但可以获得更好的疗效，还可减少或减轻不良反应，患者耐受性更好，所以获得更高的生活质量。

● 免疫治疗

与其他直接针对肿瘤细胞的传统治疗手段不同，肿瘤免疫治疗是利用人身自身免疫系统对肿瘤进行杀伤，通过重新启动并维持肿瘤 – 免疫循环，恢复机体正常的抗肿瘤免疫反应，从而控制与清除肿瘤的一种治疗方法。举个例子，肿瘤细胞表面存在一种蛋白

质——PD-L1，它易与免疫细胞表面的 PD-1 相结合，导致机体免疫细胞失去杀伤肿瘤细胞的能力，从而引起癌症。我们把类似于 PD-L1 这种可以抑制免疫细胞功能的关键靶点称之为"免疫检查点"。免疫检查点抑制药被开发用于阻断配体与检查点受体的结合并重新激活人类细胞免疫反应，恢复对肿瘤细胞的杀伤力，这也是近年流行的免疫治疗方法。

与靶向治疗相似，免疫治疗的不良反应比全身化疗小，但也有免疫治疗引起自身免疫疾病的相关报道，所以免疫治疗仍需要医学科学家进一步探索与改进。

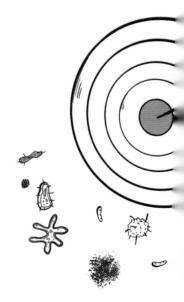

随着现代医学的不断发展，肿瘤治疗现阶段正逐步迈向"精准医疗"时代，利用分子水平检测、大数据分析、人工智能等手段，指导具体诊疗方案，最终实现精准个体化治疗。

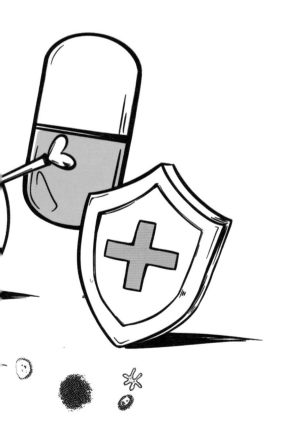

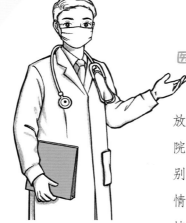

医生建议

尽管靶向治疗不需要像放疗、化疗那种长期反复住院，可以直接在家服药，但别忘了主动向医生反馈用药情况，以便医生及时根据病情调整用药。

免疫治疗并不是单纯地提高机体免疫力，它是针对机体免疫微环境的治疗方法。

康复篇

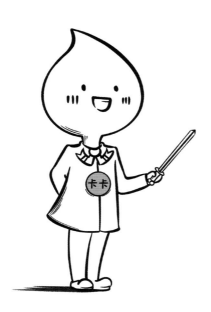

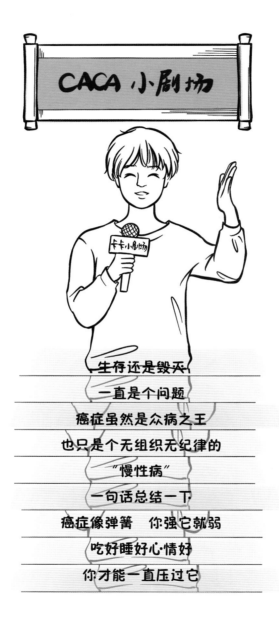

CACA 小剧场

一生存还是毁灭

一直是个问题

癌症虽然是众病之王

也只是个无组织无纪律的

"慢性病"

一句话总结一下

癌症像弹簧 你强它就弱

吃好睡好心情好

你才能一直压过它

观点 1 癌症是一种慢病，患者需努力回归社会，提倡整合管理

随着科学的进步、医疗技术的发展，以及早诊、早治理念的普及，肿瘤患者 5 年生存率也在不断提高。虽然大多数癌症还不能彻底治愈，但通过积极治疗，越来越多的患者可获得长期生存。

世界卫生组织（WHO）已将肿瘤定义为一种慢性疾病，癌症开始进入慢病化管理时代，也就是说，癌症可以像高血压、糖尿病等慢性疾病一样，通过治疗与机体长期"和平相处"。

肿瘤患者往往将精力放在病情本身及其所带来不良情绪上，如经济负担、子女教育、老人赡养、人际关系等，这严重影响了患者的日常家庭功能和社会参与度。提高肿瘤患者生活质量，让其回归社会，尽可能和健康人一样生活和工作，是肿瘤患者康复的最终目标。

如何让肿瘤患者回归社会对改善患者身心健康、提高患者生活质量及实现患者自我价值具有重要意义。

● **心态乐观**

以乐观良好的心态正确认识癌症。目前，普通大众对癌症还有一定认识误区，谈到癌症首先会感到恐惧。美国作家苏珊·桑塔格在《疾病的隐喻》一书中指出，被污名化的癌症，让人感觉受到贬抑或是身败名裂。

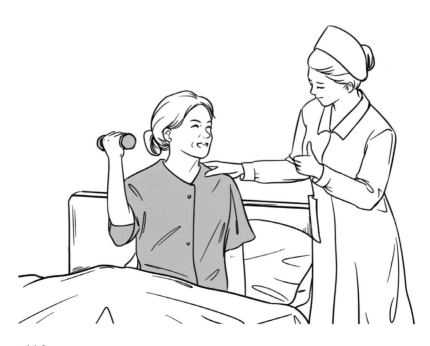

其实癌症没有想象的可怕，如今已经有部分癌症可以治愈，还有一些人经过早期筛查被发现癌症也是能及时得到控制的，从而延长生命并获得高生活质量。我们要改变"癌症是不治之症""患上癌症等于宣判死亡"的观点，鼓励肿瘤患者乐观地面对生活、面对自己，积极主动地融入社会、家庭，回归工作和生活，这不仅可以帮助患者放松身心，也有助于病情的治疗与恢复。

- ## 回归社会

一些患者及其家属认为得了癌症就应该休息，不能回归工作和社会，其实这种观念是错误的。肿瘤患者通过回归社会，适当地参与工作和社会活动可以恢复得更好，这对患者本人、家庭乃至整个社会均具有重要意义。

对于老年患者来说，做一些力所能及的家务，帮忙照看子女的孩子或者将注意力转移到感兴趣的爱好中来，减少他们被异化、被隔绝的感受，更有助于帮助他们获得社会认同感。对于一些处于工作年龄的患者，回归社会的重要标志是重返工作岗位。工作通常意味着恢复正常生活，工作能让肿瘤患者感受到自身的社会价值，这不仅仅代表一份带薪职业，更重要的是个人成就感及对社会的归属感。反过来，又会影响到他们治疗和康复的效果。

● 获得关爱

肿瘤患者经过治疗后，来自家庭、朋友、同事及医护人员的支持，能使患者获得积极乐观的心态，有助于帮助其回归社会。良好的社会支持可促进患者身心健康的恢复，有助于减轻焦虑、抑郁、悲伤等负面情绪。参加癌症康复组织，可以科学地引导和帮助患者进行癌症康复，患者通过与他人进行交流沟通，可以获得心理上的支持和其他人的帮助。

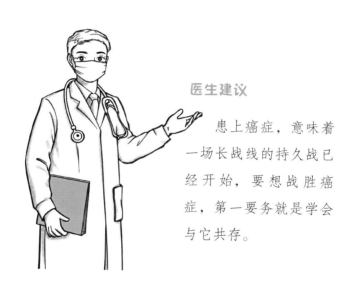

医生建议

患上癌症，意味着一场长战线的持久战已经开始，要想战胜癌症，第一要务就是学会与它共存。

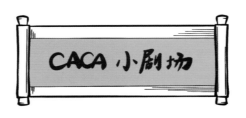

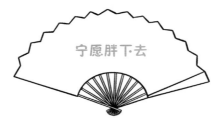

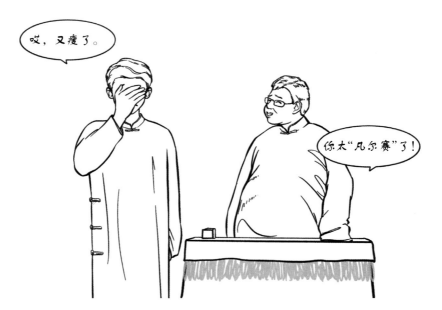

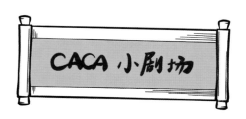

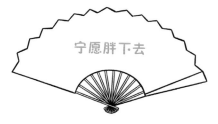

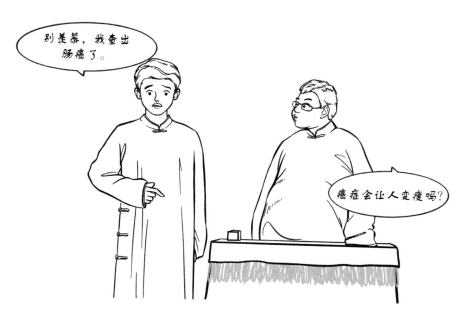

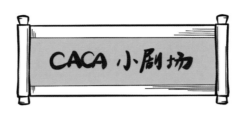

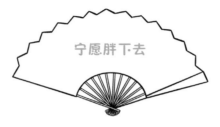

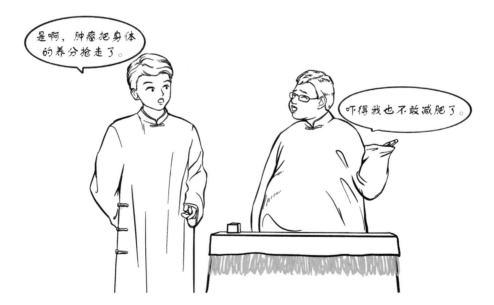

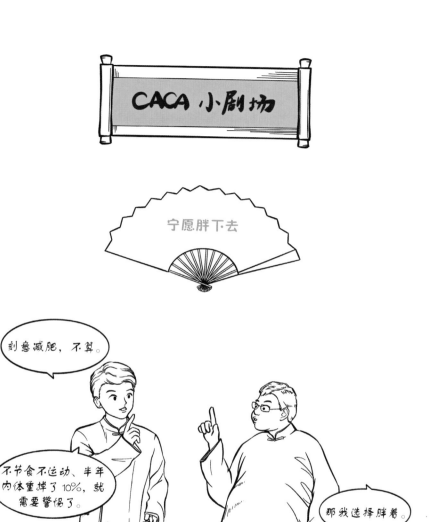

饮食、运动、睡眠和心理是肿瘤患者
成功康复的四大关键

癌症是一种慢性消耗性疾病，患者通常会出现营养不良、免疫力低下等情况。通过饮食调理、适量运动、改善睡眠及调节心理情绪可帮助肿瘤患者康复。

● **饮食调理**

肿瘤患者应坚持少食多餐、细嚼慢咽、七八成饱的饮食原则，做到合理饮食、平衡膳食、粗细搭配、种类齐全、数量充足、比例适当。中医学认为"五谷为养，五果为助，五畜为益，五菜为充"，这体现了饮食平衡的主张。

传统煎炸方式油烟重，制作出的食物含油脂过高且在制作过程中，油温过高易分解产生多环芳烃等致癌物，使食物的安全性大大降低，因此建议多采用蒸、炖、温拌、白灼制作，并且尽量做到少油、少盐、无糖。

饮食上，不主张多吃以动物脂肪为主的食物，动物脂肪会导致肥胖，而肥胖与大肠癌、乳腺癌等多种疾病相关；建议少吃煎炸烧烤类、腌制食品，如腌肉/鱼、火腿、咸菜、香肠、腊肉、烟熏肉等，这类食物本身高盐且会直接产生致癌物质亚硝酸胺；不吃霉变的食品，推荐新鲜肉、鱼、蛋、禽，加工直到熟透后食用；熟的肉类只能在室温下放置 2 小时，太久就会造成大量的细菌生长。如果条件允许，推荐在家自制，做好后及时放冰箱，再次食用需要彻底加热。

● 适量运动

肿瘤患者经常会出现疲劳、乏力、机体抵抗力下降等问题。运动锻炼有助于增强患者的身体素质，缓解癌症相关症状，还可以改善情绪、消除抑郁和烦恼、锻炼意志、增强战胜癌症的信心和毅力。肿瘤患者经全面评估后，可根据年龄、个人生活方式、日常消耗及个人体质等，在专业人员指导下，选择适合自身的锻炼项目和强度。如当患者恢复良好且无相关禁忌时，可选择散步、打太极拳，或是做操、练瑜伽、慢跑等。放、化疗之后的患者，如身体情况允许应尽早开始锻炼，强度可逐步加强。

● 充足睡眠

充足的睡眠可消除疲劳，恢复体力，完成自我修复，提高患者机体免疫力，从而帮助患者康复并抵抗疾病侵扰。肿瘤患者常常伴有睡眠障碍，影响睡眠的原因包括患者心理、癌症本身及治疗相关的不良反应等多方面因素。解除肿瘤患者身体上的相关症状可减轻大部分患者的失眠症状。中医药在改善患者症状、提高睡眠质量上有独特作用。中医学认为，睡眠不好主要病位在心，由于机体的气血及脏腑功能失调，导致心神不安，引发失眠等问题。此时需对患者进行整体调理，使患者身心平和，以获得优质睡眠质量。

● 情绪调节

现代医学认为，人体发生疾病与生物、心理和社会环境有关。早在 2000 多年前，中医古籍中就记载了情志致病，即七情（喜、怒、忧、思、悲、恐、惊）致病，虽然七情中只有"喜"可以理解为良好的心理状态，但也有"过喜伤心"的说法，七情太过即可引发疾病，亦可诱发癌症。

抗癌过程是艰难的，心理产生变化也是正常的，我们需要用各种方法来调节自己的心情，以期更好地抵御肿瘤、消灭肿瘤。调整心理的方法有很多，可从以下 3 方面尝试。

✓ 坚定信念：信念就像大树的根，要从认知上摒弃"癌症不可治愈"等消极观念，要坚信自己可以抵御癌症，癌症是可以治愈的。我们要做的只有放宽心，积极配合医生进行治疗。

✓ 放松身心：放松疗法需按一定练习程序，有意识地学习控制或调节自身的心理生理活动，以达到降低机体唤醒水平，调整因紧张刺激而紊乱的功能。通过

 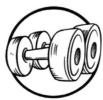 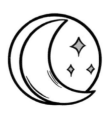 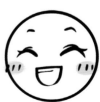

意识控制使肌肉放松，间接地松弛紧张情绪，从而达到心理轻松的状态，有利于身心健康。

气功、太极拳及瑜伽等，都是放松身心的好方法，其核心要义都是"静"。

✓ 转移注意：肿瘤患者往往会陷于癌症带来的消极情绪中。患者应找到健康的情绪宣泄途径，不要一味地压抑自己，多同亲人、朋友倾诉交流，做感兴趣的事，这些有助于宣泄负面情绪。根据患者情况，培养适合自身的爱好（如种花、养鸟、书法、美工或者跳广场舞等），将注意力转移到感兴趣的爱好中，不良情绪自然会逐步改善。

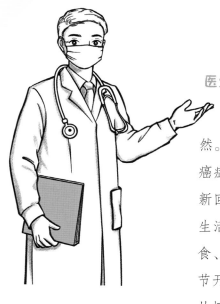

医生建议

心若沉浮，浅笑安然。消除癌症病灶并不是癌症治疗的唯一目的，重新回归社会、拥有良好的生活状态更为重要。从饮食、运动、睡眠、心理调节开始，让健康生活状态从怀疑患上癌症开始。

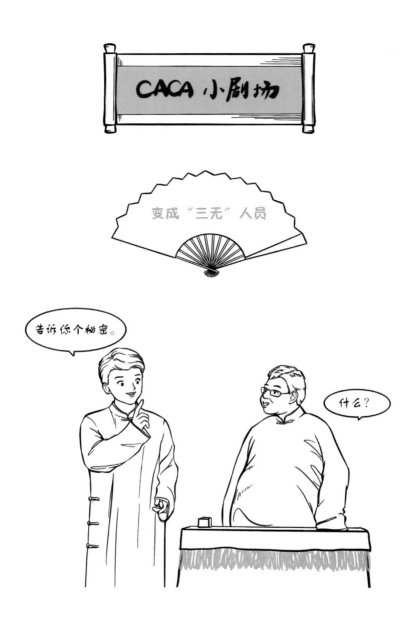

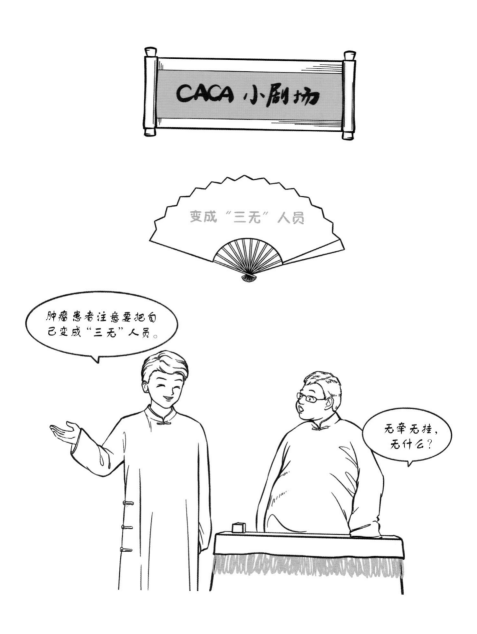

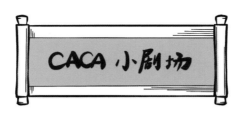

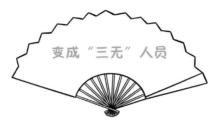

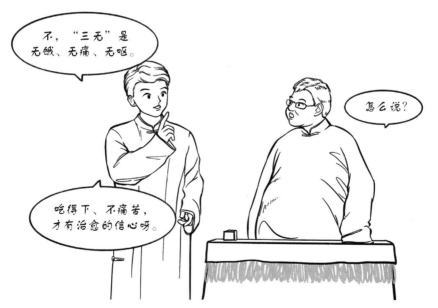

132

肿瘤患者常常会出现梗阻、厌食、呕吐、疼痛等
症状,这些症状往往令患者痛不欲生,严重影响了患
者的生活质量,如何做到"三无"(无饿、无痛、无
呕),这对患者康复具有重要意义。

● **无饿**

正所谓"兵马未动,粮草先行",肿瘤患者更
要保证获取充足的营养,才能抵御漫长的抗癌过
程。然而,肿瘤患者常因肿瘤消耗、梗阻、厌食
等原因出现营养不良,使生活质量下降,死亡风险
升高。

 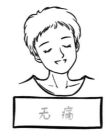 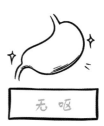

无饿　　无痛　　无呕

肿瘤患者的营养治疗不仅仅是补充营养，而且具有调节肿瘤细胞代谢、治疗肿瘤、提高生活质量及延长生存等作用。日常饮食是人类营养的最佳来源，肿瘤患者除了要注意前面提到的饮食注意事项外，还要注意因疾病本身、治疗不良反应等问题引起的仅通过日常饮食并不能满足生理及疾病康复所需的营养问题。

因此，需要有特殊医学用途配方食品，其能量密度及营养配比可以根据需求而人工调节，通过口服此类营养配方食品来补充日常饮食的不足。若患者存在梗阻或其他原因无法经口进食，还要通过介入、手术等方法建立肠内营养通路，给予肠内营养支持。当肠内营养支持仍无法满足患者需求时，更应配合肠外营养。

- **无痛**

癌痛是很多肿瘤患者不可避免的一个问题。我国癌痛的发生率为 61.6%，其中 50% 的疼痛级别为中度至重度，30% 为难以忍受的重度疼痛。一些患者和家属因为对癌痛了解不足，尤其是家属无法亲身感受癌痛的程度，又被一些关于癌痛治疗的误区所影响而拒绝科学的镇痛治疗。

镇痛治疗不会加重病情，它是癌痛患者首选的治疗，其实有效止痛治疗不仅可以增强患者的抗病能力，也会增强患者战胜癌症的信心，从而提高生活质量，延长生存时间。癌痛患者用阿片类药物（如吗啡等）镇痛并没有那么可怕。研究表明，如果肿瘤患者规范使用阿片类药物消除疼痛，产生成瘾性是比较罕见的，其发生率＜4/万。

阿片类药物没有极量或者封顶的限制，只要规范化应用，根据患者所需，逐渐增加剂量是安全的。所以，对于中、重度癌痛的患者，阿片类止痛药具有无可取代的地位。

此外，医生还可采用言语加药物的暗示治疗，这些药物可以是有针对性的药品，也可以是安慰剂。临床发现，这种言语加药物的暗示治疗对缓解症状有很好的效果。

● 无呕

呕吐属于肿瘤患者化疗过程中常见的不良反应，发生率高，可导致患者出现脱水状况，严重者会出现电解质紊乱；严重的恶心、呕吐不仅降低肿瘤患者的生活质量，而且会影响到化疗的进行；及时有效地预防及缓解化疗所致的恶心、呕吐，对改善肿瘤患者生活质量并保证化疗的顺利进行有着重要的意义。常用的止吐药物包括地塞米松、5-HT3 受体拮抗药、NK-1 受体拮抗药、NEPA 及奥氮平等。建议不同作用机制和无重叠毒性的药物联合应用。

此外，音乐治疗是以心理治疗的理论和方法为基础，在轻盈舒缓音乐下进行的放松训练，可缓解化疗不良反应的程度。

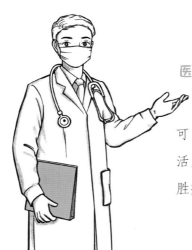

医生建议

无饿、无痛、无呕可以改善肿瘤患者的生活质量，让患者坚定战胜癌症的信心。

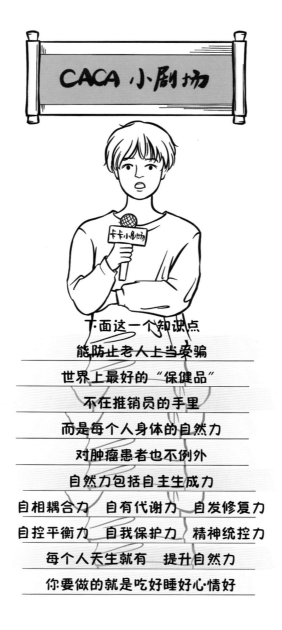

CACA 小剧场

下面这一个知识点

能防止老人上当受骗

世界上最好的"保健品"

不在推销员的手里

而是每个人身体的自然力

对肿瘤患者也不例外

自然力包括自主生成力

自相耦合力　自有代谢力　自发修复力

自控平衡力　自我保护力　精神统控力

每个人天生就有　提升自然力

你要做的就是吃好睡好心情好

肿瘤患者最好的保健品是人体自然力

　　肿瘤患者及家属普遍存在焦虑绝望心理，这种情况下比较容易相信某种有"奇效"的治疗，商家正是抓住了患者的这种心理，夸大各种产品的功效，造就了畸形混乱的"抗癌"保健品市场。在这些保健品中，或宣称可以防癌、治癌，或宣称可以提高免疫力，而其成分无外乎是维生素、矿物质、某些动植物或海洋生物提取物。

　　保健品不属于药品范畴，它所夸大许诺的疗效也就不攻自破。保健品是一个"美好的愿望"，我们希望通过它提高我们的免疫力，增强我们的机体抗癌功能，并在一定程度上治疗癌症，而我们想实现这个"愿望"不是靠吃一两种保健品就能实现的。

　　对肿瘤患者而言，最好的保健品是人体自然力，"自然力"是人体保证生命健康、相互联系依存的所有力量和因素的总和，是人与生俱来的，随着人生命的消长而消长。"自然力"，可分为 7 种，分别为自主生成力、自相耦合力、自有代谢力、自发修复力、自控平衡力、自我保护力、精神统控力。

● **自主生成力**

每个人最初的生命都是一个受精卵细胞，这个细胞不断分裂，经过约 41 代分裂形成了 50 万亿左右的细胞，通过自组织的功能把不同的细胞组织分成不同的器官、系统等，最后形成具有各种功能的完整人体。因此，自主生成力值得我们在治疗疾病和养生保健中好好利用。

● **自相耦合力**

人的身体，细胞与细胞、器官与器官、系统与系统之间相互协调、相互耦合。癌症治疗过程不仅仅是治疗一个器官，而是调动身体自相耦合力，发动身体多器官相互合作发挥立体抗癌作用。

● **自有代谢力**

人活着，就会不断新陈代谢，我们天天都在"翻新"，总是以一个全新身体或状态应对自然环境的挑战，并满足自体的需要。在癌症整个治疗康复过程中，我们应积极调动我们的自有代谢力。

- 自发修复力

人体和其他生命体不一样，哪个部位、器官坏了，在一定限度内，能自发生长修复起来，功能也会有所恢复。肿瘤治疗后人体功能受损，积极调动自发修复力有助于加速康复。

- 自控平衡力

生命的存在，人的健康，是以总体、大致的平衡

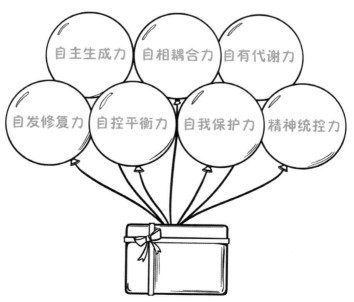

为必要前提的；这种平衡，既包括物质的平衡、结构的平衡，也包括功能的平衡等。真正的健康，是保持高水平的平衡状态。治疗，就是尽可能恢复人体的平衡状态，最好是恢复到高水平的平衡状态。

- ● 自我保护力

自我保护力不是人类消灭细菌病毒，而是一种平衡状态下的共生能力。对肿瘤的手术放化疗等，都是以杀死癌细胞、消灭肿瘤为目的，但通常都会影响病人的自然力。我们接受治疗后，要努力恢复自我保护力。

- ● 精神统控力

精神统控力是统控前面所有的"自然力"。为什么人人身上都有癌细胞，但有的人会患癌，有的人不会患癌？为什么肿瘤患者有人活得长，有人活得短？其中一个重要原因是，这些病人的精神统控力较为强大，能有效增强"自然力"。

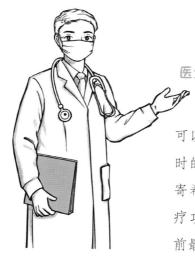

医生建议

　　保健品不是药物，可以作为营养摄入不足时的补充剂，但切不可寄希望于保健品的"治疗功效"。使用保健品前最好先咨询医生。

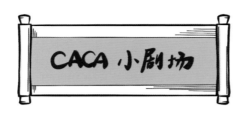

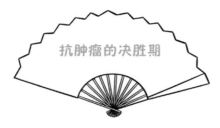

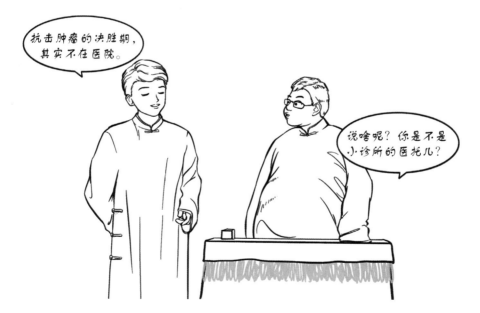

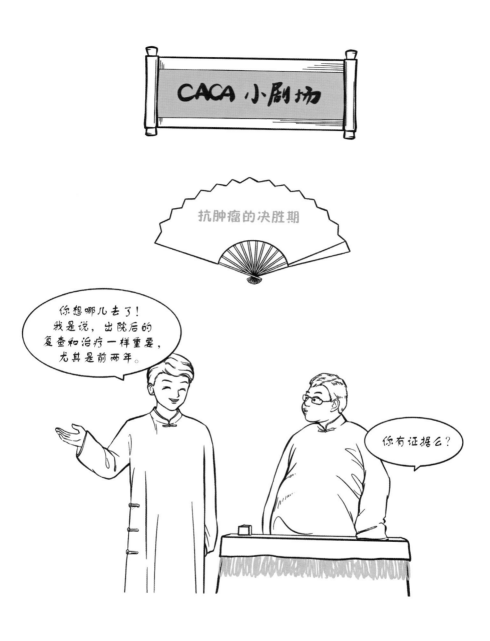

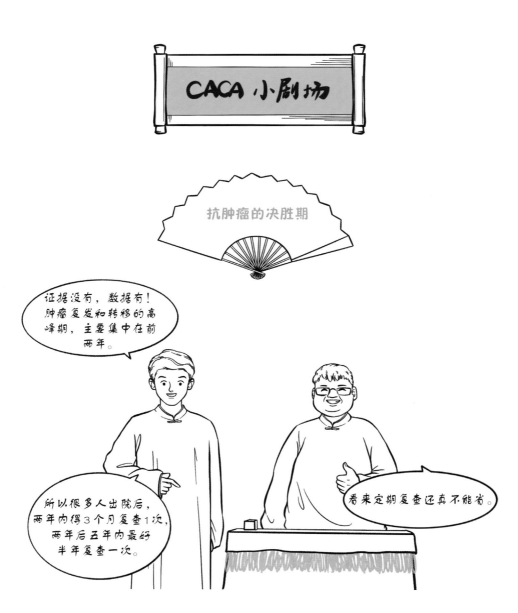

定期随访复查是肿瘤管理的重要环节

　　肿瘤是一种慢性病，不仅治疗之路很漫长，而且也很复杂，不是治疗结束，就可以不管不顾。需要我们定期按照医嘱及时就医复查，以便发现特殊情况及时处理，以免延误病情，错过最佳治疗时间。目前，国内已经建立对肿瘤患者治疗后随访复诊制度，尤其在肿瘤专科医院开展得更为普遍。定期随访、复查有5个主要目的。

　　✓ 随访复查时可以进行一些必要的治疗。某些肿瘤在手术、化疗、放疗结束后，仍需要进行一些长期的综合治疗，如乳腺癌术后的内分泌治疗，大概需要5年的时间，综合治疗能够进一步提高肿瘤的治疗效果。

　　✓ 随访复查能够早期发现复发转移病灶，从而进行针对性地早期干预和处理，以提高治疗疗效。

　　✓ 随访复查对患者来说还有心理治疗的作用。肿瘤患者在随访复查时，如果检查结果正常，对大大提高患者对治疗的信心，这种乐观的情绪会给患者带来积极的影响。

✓ 随访复查应该有一定的周期，按期进行。肿瘤复发和转移的高峰期为 5 年内，尤其集中在治疗后 2 年内。所以，这个时间段需密切随访复查。一般来说，恶性肿瘤治疗结束后，根据病种的不同，2 年内每 3 个月复查 1 次；3～5 年，每半年复查 1 次；5 年以后，每年复查 1 次，或者每年常规体检时，增加与肿瘤相关的检查项目。国内已经建立对肿瘤患者治疗后随访复诊制度，一定要按照医生的医嘱定期随访复查。

✓ 随访复查的项目取决于恶性肿瘤的类型及肿瘤容易复发转移的部位。

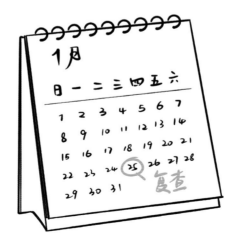

首先是区域淋巴结，区域淋巴结是恶性肿瘤常见的转移部位之一，如乳腺癌术后腋窝淋巴结、锁骨上淋巴结等。

其次是肿瘤全身转移情况，绝大部分肿瘤容易转移到肺、肝、骨，有些肿瘤容易转移到脑，这些部位是重点关注对象。超声、CT、MRI、骨扫描是主要的检查方法，但并不是每次复查都需要做所有检查项目，超声没有辐射应用广泛，而 CT、MRI、骨扫描等 0.5～1 年检查 1 次。

最后是与肿瘤相关的标志物化验，肝癌复查甲胎蛋白、胰腺癌复查 CA-199、乳腺癌复查 CEA、CA15-3 等指标，肿瘤标志物的动态变化对于提示肿瘤病情变化具有很好的价值，肿瘤标志物的动态升高一定要警惕肿瘤复发。

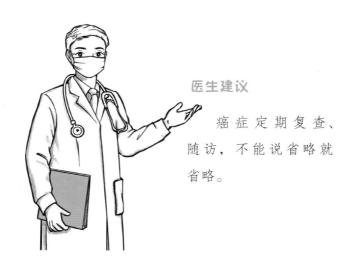

医生建议

　　癌症定期复查、随访，不能说省略就省略。